DR. STEPHAN BARTH

DIE HEIMLICHEN HELDINNEN DES STOFFWECHSELS

EDITION INTEGRATIVES WISSEN

Die Autoren und Autorinnen der **Edition Integratives Wissen im Kneipp Verlag Wien** verbindet die Begeisterung für die Wissenschaft und eine ganzheitliche Sicht auf die Welt. Unser publizistisches Anliegen ist es, Wege zu einem guten und gesunden Leben zu öffnen.

Ulrich Ehrlenspiel und Elisabeth Stein-Hölzl

Melden Sie sich hier für unseren Newsletter an:

DR. STEPHAN BARTH

Die heimlichen Heldinnen des **Stoffwechsels**

Superpower Mitochondrien
Wie unsere Zellkraftwerke die Gesundheit revolutionieren

Mit Illustrationen von Lea Hümbs

KNEIPP
VERLAG WIEN

**Gesundheit ist trainierbar,
weil Mitochondrien trainierbar sind.**

Inhalt

GESUNDHEIT entsteht nicht zufällig und auch nicht allein durch das Fehlen von Krankheit. Sie ist das Resultat präziser biologischer Prozesse, die täglich in unseren Zellen ablaufen – Prozesse, die durch unseren Lebensstil unmittelbar beeinflusst werden. Bewegung, Ernährung, Regeneration und mentale Stärke wirken nicht vage oder nur langfristig, sondern verändern sehr konkret messbare Zielgrößen des Organismus: Entzündungsmarker, Insulinsensitivität, Nervensystem-Balance, Hormonregulation und zelluläre Energieproduktion.

Im Zentrum dieser Regulation stehen Mitochondrien – die „heimlichen Heldinnen" unserer Biologie. Diese winzigen Strukturen in jeder Körperzelle sind weit mehr als Energieproduzenten: Sie sind sensible Sensoren und hochreaktive Vermittler zwischen Lebensweise und Zellfunktion. Was wir essen, wie wir uns bewegen, wie wir schlafen und mit Stress umgehen, all das hinterlässt unmittelbare Spuren in der mitochondrialen Aktivität. In diesem Sinne wirken

Mitochondrien wie eine Brücke zwischen außen und innen – sie übersetzen Lebensstil in biochemische Realität.

Wer also versteht, wie Mitochondrien auf verschiedene Lebensstilreize reagieren, blickt direkt ins Herz der Gesundheit. Regelmäßige Bewegung steigert ihre Anzahl und Funktionsfähigkeit, ausgewogene Ernährung liefert die Bausteine und Cofaktoren für ihre Energieproduktion, Entspannung und Schlaf fördern ihre Regeneration. Daraus entsteht ein biologisches Netzwerk, das Resilienz, Leistungsfähigkeit und gesunde Lebensjahre entscheidend mitbestimmt.

Neue wissenschaftliche Erkenntnisse zeigen, dass Menschen, die ihren Lebensstil auf diese zellulären Mechanismen abstimmen, nicht nur seltener chronisch krank werden, sondern auch länger gesund bleiben. Krankheiten wie Herz-Kreislauf-Leiden, Typ-2-Diabetes oder neurodegenerative Prozesse verlieren deutlich an Schärfe, wenn die mitochondrialen Systeme intakt und aktiv sind. Lebensstil-Interventionen werden damit zur angewandten Zellbiologie – und Prävention wird zur Folge biologisch intelligenter Entscheidungen.

Dieses Buch lädt dazu ein, Gesundheit nicht länger als abstraktes Ideal, sondern als präzisen, steuerbaren Prozess zu begreifen. Es möchte zeigen, wie wir mit dem richtigen Verständnis der Mitochondrien jene Balance wiederfinden können, die in jeder unserer Zellen darauf wartet, aktiviert zu werden – und wie der Lebensstil, bewusst gestaltet, zum mächtigsten Werkzeug für ein langes, energiegeladenes und gesundes Leben wird.

Prof. Dr. Ingo Froböse
Deutsche Sporthochschule 50933 Köln

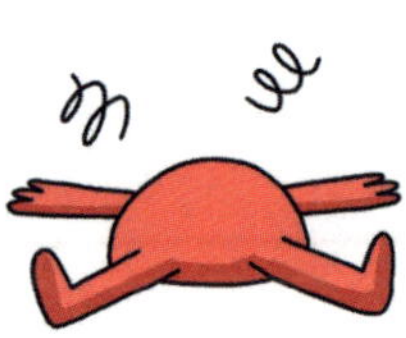

Prolog

ICH WAR 19, als mein Stoffwechsel zuschlug – und das meine ich wörtlich. Ein Bänderriss im Sprunggelenk beim Basketball, eigentlich nichts Weltbewegendes. Routine-OP, wenige Tage Krankenhaus, dann Reha, um schnell wieder ins Training zu kommen. So lautete der Plan.

Ich lag bereits auf dem Operationstisch, als die Narkoseärztin mich „schlafen schickte". Ich erinnere mich noch an ihre Stimme und die Ansage, dass ich ruhig atmen solle. Danach Filmriss.

Was ich nicht mehr mitbekam: Nur Minuten nach der Narkoseeinleitung schoss meine Körpertemperatur auf fast 41 Grad. Alle Muskeln verkrampften sich, mein Herz raste, mein Kreislauf stand kurz vor dem Zusammenbruch. Die schnelle Diagnose: maligne Hyperthermie, eine wirklich seltene und lebensbedrohliche Stoffwechselentgleisung, ausgelöst durch ein muskelentspannendes Medikament namens Succinylcholin. Diese Substanz löst bei genetisch anfälligen Menschen (wie bei mir) eine unkontrollierbare Kaskade von Muskelkontraktionen mit exorbitanter Wärmeentwicklung aus. Ich hatte Glück, denn die Narkoseärztin schaltete schnell und die Klinik hatte das passende Gegenmittel vorrätig. – Ich überlebte.

Damals konnte ich noch nicht wirklich begreifen, was mit mir geschehen war. Aber rückblickend hat mir diese Erfahrung gezeigt, wie dünn das Eis ist, auf dem unser Stoffwechsel täglich balanciert. Und wie ein einziger genetischer Webfehler – bei mir ist es nur ein klitzekleiner defekter Calcium-Kanal in den Muskelzellen – im Zusammenspiel mit einem passenden Auslöser das ganze System zum Kippen bringen kann.

Im Fall der malignen Hyperthermie ist das Mittel zur Muskelentspannung dieser Auslöser und daher selten und gut identifizierbar. Der Effekt kommt mit einer drastischen Stoffwechselentgleisung dann allerdings schlagartig, und bei falscher Behandlung ist sie lebensbedrohlich.

Na und, könnte man sagen, nicht so schlimm. Dieses Narkosemittel muss man ja nicht unbedingt in den Körper lassen. Und damit das nicht passiert, trage ich ein entsprechendes Notfallkärtchen immer bei mir. Aber je länger ich mich in meiner fast 30-jährigen wissenschaftlichen Arbeit mit unseren Stoffwechselprozessen beschäftigte, desto klarer wird, dass es noch eine andere, viel häufigere Variante dieser Stoffwechselentgleisung gibt. Sie kommt nicht plötzlich, sondern schleichend. Und sie betrifft nicht nur wenige „Pechvögel“, sondern sehr, sehr viele Menschen.

Auch in diesem Fall gibt es Webfehler im Stoffwechsel. Aber sie sind unsichtbarer und vielschichtiger. Auch hier gibt es einen auslösenden Reiz. Aber diesmal heißt er nicht

„Succinylcholin“, sondern „moderner Lebensstil“ mit Stress, Schlafmangel, Überernährung und Bewegungsarmut. Unsere Lebenswelten sind von Geburt an vollgestopft mit subtilen Stressoren, die unser Stoffwechselsystem langsam, aber sicher aus dem Gleichgewicht bringen können. Statt einer akuten Krise entsteht dann eher eine chronische Last. Anstatt Überhitzung des Körpers erleben wir Erschöpfung, Entzündungen und Stoffwechselerkrankungen.

Und wieder lautet die entscheidende Frage: Warum ist das so? Warum reagiert unser Körper so empfindlich? Warum reicht eine Woche Schlafdefizit, ein regelmäßiges Zuviel an Zucker und ein Zuwenig an Bewegung, um uns über die Lebensjahre und -jahrzehnte hinweg so dermaßen aus der Spur zu bringen?

Die Antwort liegt tief in unseren Zellen verborgen. Genauer gesagt: in den Mitochondrien. Das sind diese winzigen Zellorgane, von denen wir mal im Biologieunterricht gehört haben und an die wir uns vielleicht vage als diese bohnenförmigen Zellkraftwerke auf den Abbildungen in unseren Schulbüchern erinnern. Ihre Hauptaufgabe ist es tatsächlich, 24 Stunden lang Energie für uns zu produzieren, und das sieben Tage die Woche. Aber sie tun weit mehr als das: Sie entscheiden, wie viel Stress eine Zelle aushält, ob sie nochmals repariert wird oder sterben muss, wie sie auf Hormone reagiert, wie sie Entzündungen steuert, wie der Stoffwechsel in den Zellen abläuft.

Die Mitochondrien – mittlerweile seit über 60 Jahren gut erforscht, wofür fünf Nobelpreise verliehen wurden – sind daher nicht nur Kraftwerke. Sie sind die Dirigentinnen des Zellorchesters und entscheiden über den Verlauf unseres Lebens, über Krankheit oder Gesundheit.

Daher bin ich überzeugt, dass die Zeit reif ist. Reif dafür, die Mitochondrien aus ihrem wissenschaftlichen Schattendasein zu holen und jedem Menschen die Chance zu geben, eine persönliche Beziehung zu ihnen aufzubauen. Zu verstehen, was sie für Gesundheit und bei Krankheit leisten sowie ihre Fragilität und ihre so dynamische Anpassungsfähigkeit anzuerkennen. Und vor allem ist die Zeit reif dafür, sie zu pflegen – und zwar nicht erst, wenn sie kurz vor dem Burnout stehen.

Dieses Buch ist meine Einladung an Sie, Ihre Mitochondrien kennenzulernen. Nicht als irgendwelche anonymen Zellbestandteile, versteckt in einem Nebel aus unverständlicher Biochemie, sondern als Superpower Ihrer Gesundheit, die Sie aktiv unterstützt und stärken kann.

Mitochondrien sind Superheldinnen, ohne die im Körper nichts, aber auch gar nichts läuft. Also: Vorhang auf für die heimlichen Heldinnen unseres Stoffwechsels!

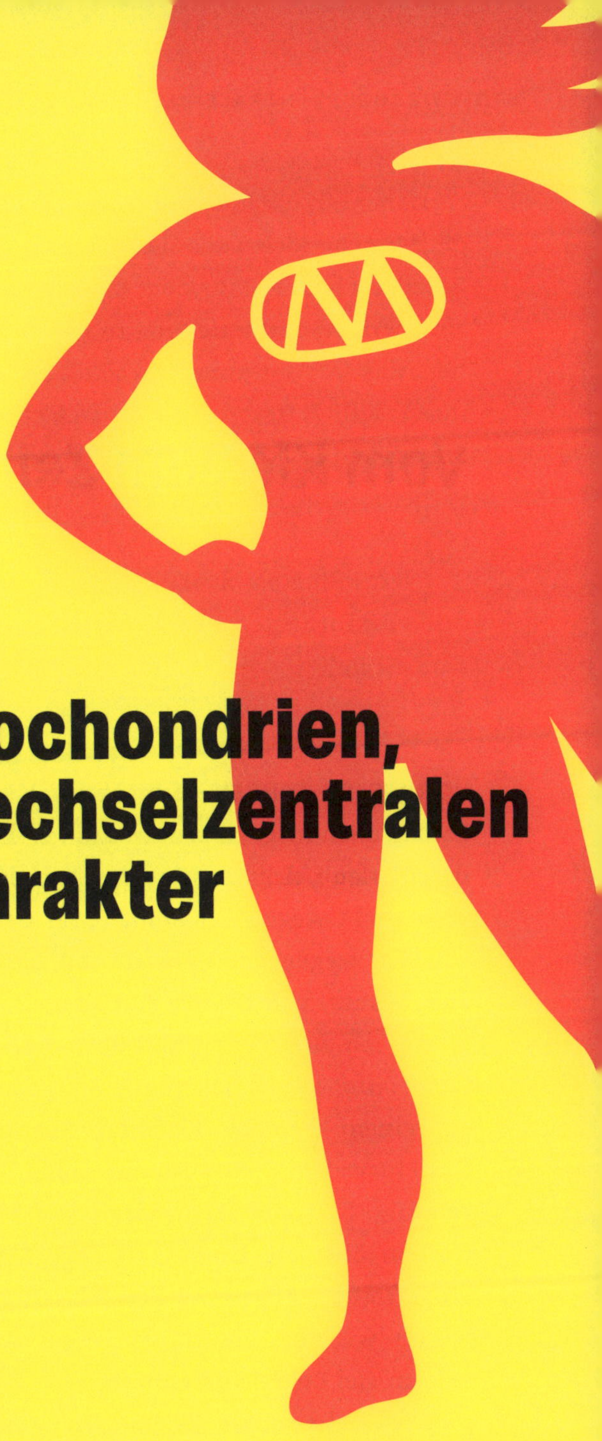

Teil I:
Die Mitochondrien, Stoffwechselzentralen mit Charakter

Vom Klo zum Zellkern

VOR VIELEN JAHREN verbrachte ich einen Urlaub auf der kanarischen Insel Lanzarote. Ein herrlicher und ganz besonderer Urlaub, den ich so schnell nicht vergessen werde, und zwar nicht wegen der Sonne oder der schwarzen Strände, sondern wegen der unwirtlichen Landschaft, die so ganz anders aussah als bei mir zu Hause.

Als ich zum ersten Mal über die Lavafelder im Timanfaya-Nationalpark lief, fühlte sich das ein bisschen an wie auf einem fremden Planeten. Schwarze Asche, erstarrte Gesteinswellen, keine Bäume, keine Vögel. Der Boden war schwarz, hart und scharfkantig, als hätte jemand flüssiges Gestein über die Landschaft gegossen und dann die Zeit eingefroren. Erstarrte Wellen, Blasen und Krusten. Die Erde wirkte wie tot, obwohl sie dicht unter der Oberfläche extrem viel Energie bereithielt.

Wie heiß es unter der Oberfläche ist, hat uns ein Ranger damals demonstriert. Er warf trockenes Buschwerk in eine kleine Grube, und nur wenige Sekunden später loderten Flammen auf. Und als er Wasser in ein Loch im Fels goss, schoss eine Dampffontäne fauchend meterhoch in den Himmel.

Diese Erlebnisse auf Lanzarote haben mir damals ziemlich schnell klar gemacht, wie kurzsichtig und naiv unsere Vorstellung von der Erde eigentlich ist. Denn vor ein paar Milliarden Jahren sah sie fast zur Gänze so aus wie heute einige Gebiete auf der Vulkaninsel.

Und genau in dieser Zeit beginnt unsere Geschichte.

Es war einmal …

Vor etwa zwei Milliarden Jahren war die Erde ein Planet mit Landschaften, die wir nicht wiedererkennen würden. Kein freundliches Blau und Grün wie in den aktuellen Bildern aus dem All, sondern eher ein schmutziges Braun, Ocker und Grau. Die Oberfläche war von Vulkanfeldern durchzogen, Meere dampften wie heiße Quellen und der Himmel war trüb von Asche, Staub und vulkanischen Gasen. Die Atmosphäre bestand fast ausschließlich aus Stickstoff, Kohlendioxid, Methan und Schwefelverbindungen. Sauerstoff gab es nur in winzigen Spuren, kaum messbar. Für die damaligen Lebewesen spielte er auch keine lebenswichtige Rolle. Ganz im Gegenteil: Für die meisten war er sogar ein tödliches Gift.

Das Leben existierte vor allem im Wasser. Die Ozeane waren warm, mineralreich und funktionierten wie riesige Chemielabore, in denen winzige Lebewesen, die Mikroben, ihre Arbeit taten. Prokaryoten etwa, einfache Zellen ohne

Zellkern, versorgten sich durch Gärung mit Energie – ganz und gar sauerstofffrei.

Doch irgendwo, in flachen Küstenbereichen und sonnenbeschienenen Tümpeln, hatte sich eine bemerkenswerte Innovation entwickelt: die Photosynthese. Winzige Cyanobakterien hatten gelernt, Licht in chemische Energie umzuwandeln. Sie bauten aus Wasser und Kohlendioxid Zuckermoleküle auf und setzten dabei Sauerstoff frei. Anfangs war dieser Sauerstoff praktisch unsichtbar, weil er sofort mit den Eisenionen im Wasser reagierte und dadurch ausgedehnte rostrote Ablagerungen auf dem Meeresboden bildete. Diese Reaktion mit Eisen wirkte zunächst wie ein gewaltiger Puffer, der den Sauerstoff daran hinderte, sich in der Atmosphäre breitzumachen. Erst als diese Sauerstoffpuffer gesättigt waren, begann der Sauerstoffgehalt in Luft und Wasser zu steigen.

WAS DANN FOLGTE, war die sogenannte „Große Sauerstoffkatastrophe“: Für viele der damaligen Arten markierte der Anstieg der Sauerstoffkonzentration in der Erdatmosphäre ihr tödliches Ende. Sauerstoff ist nämlich sehr reaktiv und zerstört ungeschützte Proteine, Lipide und auch die Gensubstanz DNA. Er greift Zellmembranen an und verändert Stoffwechselwege. Die Meere und Küstenbereiche wurden deshalb zu extrem feindlichen Zonen für die bisher sauerstofffrei lebenden Organismen. Ganze Lebensgemeinschaften kollabierten, und ein Großteil der einst stabilen mikrobiellen Ökosysteme brach zusammen.[1]

Aber inmitten dieses Massensterbens begann auch eine neue Ära. Denn einige Mikroben hatten bereits Schutzmechanismen entwickelt und schafften es sogar, Sauerstoff zum eigenen Vorteil zu nutzen, anstatt ihm entkommen zu müssen. Für sie war er nicht mehr ein giftiger Feind, er wurde ihr nützlicher Verbündeter.

Mit Hilfe der sogenannten aeroben Atmung konnten sie aus einem Molekül Zucker etwa 15 Mal mehr Energie gewinnen als über die bis dato praktizierte Gärung ohne Sauerstoff. Diese Effizienz war ein evolutionärer Quantensprung, plötzlich standen enorme Energiemengen für Wachstum, Reparatur und Bewegung bereit. Die Bakterien konnten größer werden, deutlich komplexere Proteine herstellen und viel schneller auf Veränderungen in ihrer Umgebung reagieren. Und auch die Erde selbst wandelte sich durch die stete Anflutung von Sauerstoff in der Atmosphäre. Die Luft klarte auf, neue Mineralien bildeten sich, auch die chemische Zusammensetzung der Meere veränderte sich tiefgreifend und auch das Klima, denn durch den sinkenden Methangehalt kühlte sich der Planet deutlich ab. Aus einem giftigen, stickstoff- und kohlendioxidreichen Habitat wurde langsam ein Planet, auf dem komplexeres Leben möglich wurde.

So war alles hervorragend vorbereitet für eine Begegnung, die alles Bisherige in der Evolution auf den Kopf stellen sollte: die Begegnung zwischen einer großen, flexiblen Zelle und einem kleinen, vor Energie strotzenden Bakterium. Ein Zusammentreffen, das das Drehbuch für alles komplexe Leben schreiben sollte.

Begegnung zweier Welten

Machen wir eine kleine Zeitreise und stellen uns diese Szene einfach einmal wie folgt vor: ein flacher Tümpel, auf dessen

Wasseroberfläche die Sonne schillernde Reflexionen malt und der an den Ufern in ein Schlickbett ausläuft.

In diesem Ufersediment lebt eine große, flexible Zelle. Ein urtümlicher Einzeller, der als sogenanntes Archaebakterium eine sehr bewegliche Hülle hat. Die Zelle kann diese Membran ausstülpen und damit kleinere Organismen umschließen, um sie zu verdauen. Für sie ist Beutejagd der Alltag.

Eines Tages treibt ein kleines, wendiges Eubakterium vor ihre Membran. Normalerweise würde dieses Bakterium enden wie jede andere Mahlzeit, umschlossen und dann enzymatisch zerlegt werden. Diesmal läuft es jedoch anders. Denn das „Beutebakterium“ hat besondere Eigenschaften: Es liebt Sauerstoff und kann ihn nutzen, um aus Nährstoffen enorme Energiemengen zu gewinnen. Es ist also ein Meister der Energieproduktion und kann mittels der sogenannten oxidativen Phosphorylierung, einem molekularen Prozess, unglaubliche Mengen biologischer Energie namens Adenosintriphosphat (ATP) produzieren.

WIE GENAU ES dazu kam, dass die hungrige Zelle das Bakterium nicht verdaut hat, bleibt eines der spannenden Rätsel der Evolutionsbiologie. Es gibt mehrere Hypothesen. Eine besagt, dass das Bakterium schlicht Glück hatte. Vielleicht war die Wirtszelle gerade nicht in der richtigen „Verdauungslaune“, vielleicht fehlten die nötigen Enzyme oder die Membran der Nahrungsvakuole blieb unvollständig. Eine andere Theorie spricht von einem regelrechten „Hausfriedensbruch“, denn das Bakterium könnte Mechanismen besessen haben, um die Verdauung zu sabotieren und lahmzulegen oder sogar zu eigenen Gunsten umzuprogrammie-

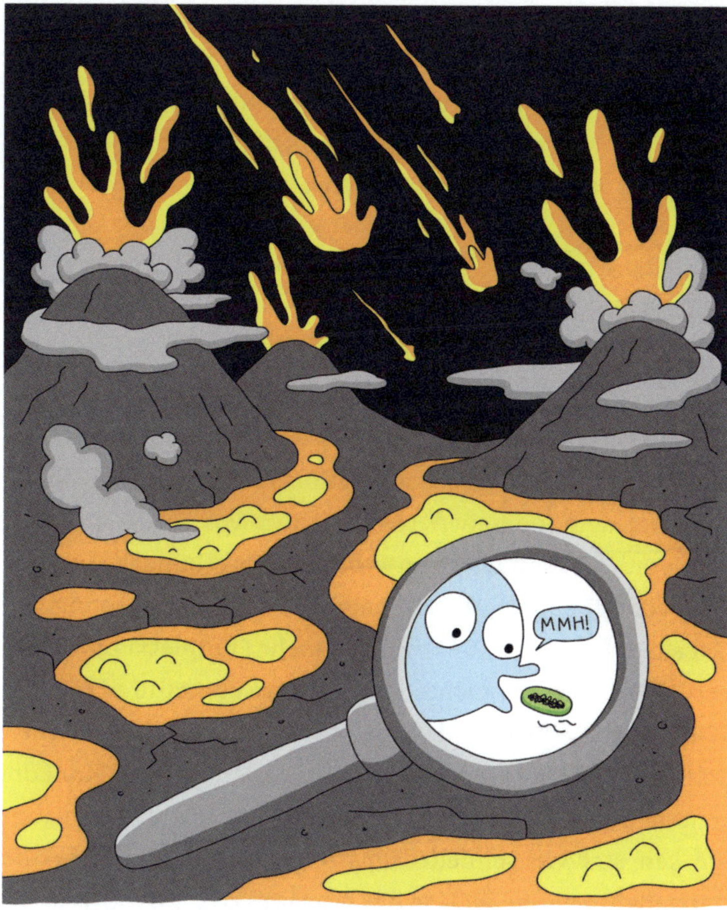

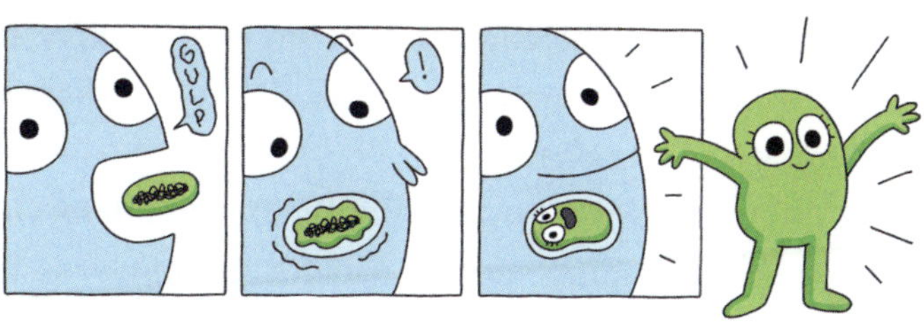

Das Archaebakterium „verdaut" das Eubakterium nicht, sondern lässt sich von ihm mit Energie versorgen. Der Durchbruch für komplexes Leben und – so oder so ähnlich – die Entstehung der Mitochondrien.

ren. Wieder eine andere Vorstellung beschreibt eine Art sofortigen Nutzen für unser Archaebakterium: Es bemerkte als Wirt schnell, dass sich in der Nähe des eingeschlossenen Winzlings enorme Energiemengen ansammelten. Der Eindringling wurde also gern toleriert.[2]

Der Deal des Lebens: die Geburt der Mitochondrien

Welche Variante auch zutrifft, aus einem zufälligen Zusammentreffen wurde eine Kooperation fürs Leben. Die Wirtszelle bot dem kleinen Aerobier Schutz vor äußeren Gefahren, vor Fressfeinden, vor widrigen Umgebungsbedingungen, vor Sauerstoffschwankungen in seiner Umgebung. Im Gegenzug begann das Bakterium, mehr Energie zu produzieren, als es selbst brauchte. Den Überschuss teilte es mit der Wirtszelle. Diese neue Lebensform hatte deshalb auf einen Schlag zahlreiche Vorteile gegenüber allen anderen Konkurrenten. Sie konnte immens viel mehr Energie in Wachstum stecken, sich viel schneller reparieren, komplexere Moleküle herstellen. Energie ist also das, was im Verlauf der Evolution deutliche Selektionsvorteile brachte. Sie ist die universelle biologische Währung, und wer mehr davon hat, kann im Leben viel mehr erreichen.

Die Vorstellung, dass zwei völlig unterschiedliche Organismen so eng zusammenleben, war für die moderne Wissenschaft lange schwer zu verstehen und wurde sogar offen angezweifelt und als Spinnerei abgetan. Erst in den späten 1960er-Jahren wurde die sogenannte Endosymbiontentheorie, ursprünglich von der Biologin Lynn Margulis als Hypothese entwickelt, ernsthaft diskutiert. Ohne die Beharrlichkeit von Lynn Margulis wären die Mitochondrien in der Forschung heute mit Sicherheit nicht so populär. Als sie in den 1960ern die Hypothese entwickelte, dass Mitochondrien einst eigenständige Mikroben waren, erntete sie vor allem eines: Ablehnung und Spott. Unglaubliche 15 Fachzeitschriften wiesen ihren Fachartikel zu diesem Thema zurück. Ihre Theorie erschien den Verlagen und Gutachtern als „zu neu" und nicht in etablierte Theorien einzuordnen. Margulis war damals eine junge Wissenschaftlerin ohne großen Namen, aber mit einer Hypothese, die das bestehende Weltbild infrage stellte.

Erst viele Jahre nach der Erstveröffentlichung im Jahr 1967 wurde ihr Modell zur anerkannten Theorie.[3] Für mich als Wissenschaftler ist diese Entwicklung ein fantastischer Beleg dafür, dass sich bahnbrechende wissenschaftliche Erkenntnisse oft gegen den Strom entwickeln müssen. Aber das nur nebenbei!

Zu Recht gilt deshalb heute die Endosymbiontentheorie als eines der am besten belegten Kapitel der zellulären Evolutionsgeschichte. Molekularbiologische Vergleiche belegen mittlerweile sehr überzeugend, dass Mitochondrien ihre Gene und ihre Doppelmembran von bakteriellen Vorfahren geerbt haben. Und nach wie vor ähnelt auch die Art, wie sich Mitochondrien durch Teilung vermehren, eher der von Bakterien als der von tierischen oder pflanzlichen Zellen.

Übrigens ging es in dieser frühen Partnerschaft nicht sehr romantisch zu, alles war eher zweckmäßig und dem Überleben untergeordnet. Die Wirtszelle gab ihrem neuen Mitbewohner eine geschützte Heimat, umgeben von einer stabilen Membran und gespeist durch einen kontinuierlichen Strom an Rohstoffen. Für das kleine sauerstoffliebende Bakterium war das ein echtes Paradies. Es lebte im Inneren einer nährstoffreichen Kammer, in der Temperatur, pH-Wert und chemisches Milieu weitgehend stabil blieben.[2] Der Nutzen für den Wirt war mindestens ebenso groß. Er musste nicht mehr den größten Teil seiner Energie für die mühsame und ineffiziente Gärung aufwenden, er bekam stattdessen hochprozentige und fertig verpackte Energie direkt an die Bordsteinkante geliefert.

Genau diese zweckmäßige Arbeitsteilung war damals ein wirklich disruptiver Sprung in der Evolution. Eine Sprunginnovation, wie es heute in der Unternehmenswelt heißen würde! Dieser Entwicklungssprung erlaubte der Zelle, viel mehr Ressourcen in andere Projekte zu investieren, die ihr weitere Überlebensvorteile versprachen: Sie konnte komplexere Membransysteme ausbilden, die Stoffe viel effizienter transportierten. Auch konnte sie größere Mengen an genetischer Information speichern, später sogar in einem abgeschirmten Zellkern.

Diese Symbiose war viel mehr als bloß ein kurzfristiger Vorteil für beide Beteiligten einer Partnerschaft. Zum ersten Mal verbanden sich zwei sehr unterschiedliche Organismen so eng, dass sie eine Einheit, ein Organismus wurden. Keiner konnte mehr ohne den anderen überleben.

Mit der Zeit wurde aus dieser lockeren Wohngemeinschaft eine immer engere und sehr intime Beziehung. Das einst freie Bakterium begann damit, Teile seines genetischen Materials an die Wirtszelle abzugeben. Anfangs vielleicht nur einzelne Gene, dann ganze Funktionsblöcke. Dieser Transfer ließ die beiden ursprünglich separaten Lebewesen noch enger verschmelzen. DNA-Stücke des Bakteriums gelangten in den Zellkern der Wirtszelle und wurden dort in deren Genpool integriert. Sobald der Wirt die entsprechenden Gen-Produkte als Proteine selbst herstellen konnte, brauchte das Bakterium, das wir ab nun Mitochondrium nennen können, diese Gene nicht mehr. Sie wurden aus dem Mitochondriengenom gestrichen.[2]

Auf diese Weise schrumpfte das Erbgut des ehemaligen „Freigängers", bis nur noch ein kleiner Rest übrig war. Die Gene, die er behielt, sind auch heute noch in den Mitochondrien zu finden: ein eigener DNA-Ring mit 37 Genen, von denen 13 für wichtige Mitochondrien-Proteine sorgen, die für den Betrieb der Energieproduktion unverzichtbar sind. Alles andere Wichtige lieferte inzwischen die Wirtszelle aus dem Genbestand im Zellkern.

Heute steckt daher in jeder unserer Körperzellen der eindeutige Beweis dafür, wie erfolgreich diese Kooperation seit zig Millionen Jahren arbeitet: Die Mitochondrien lassen uns denken, laufen, singen, blinzeln und lieben. Ohne sie gäbe es keine komplexen Organismen. Keine Wälder, keine Wale und eben auch keine Menschen.

MITTLERWEILE FRAGEN Sie sich wahrscheinlich, wie das alles mit dem „Klo" im Kapiteltitel zusammenhängt. Lassen Sie mich das an dieser Stelle kurz aufklären: Auch im dunklen Inneren unseres Darms leben Bakterien. Und zwar nicht zu knapp. Der menschliche Dickdarm ist einer der am dichtesten besiedelten Orte der bekannten Biosphäre. Keine andere Körperregion, kein Ökosystem auf Erden kommt an diese mikrobielle Artendichte und -vielfalt heran. Milliarden von Einzellern auf jedem Quadratzentimeter Darmschleimhaut bilden ein echtes biologisches Wunderwerk.[4]

Man nennt dieses mikrobielle Kollektiv Mikrobiom. Und so unsichtbar es ist, so vielfältig sind seine Funktionen. Sie produzieren Vitamine, die wir selbst nicht herstellen können. Sie bauen Pflanzenstoffe aus Obst und Gemüse um, die ansonsten für uns nutzlos wären. Sie liefern sogenannte kurzkettige Fettsäuren, die unsere Darmwand und viele andere Körperzellen nähren und schützen. Sie halten Krankheitserreger in Schach, trainieren unser Immunsystem, helfen beim Aufbau einer intakten Darmschleimhaut, die eine lebenswichtige Barriere für unseren Organismus darstellt. Manche von ihnen beeinflussen sogar die Art und Weise, wie wir Nährstoffe verwerten oder wie unser Blutzucker reagiert.

Als wäre das nicht schon fantastisch genug, „sprechen" sie sogar mit unserem Gehirn und praktisch allen anderen Organen in unserem Körper. Kurz gesagt: Das Mikrobiom arbeitet erstaunlich gut mit uns zusammen. Und auch hier sprechen wir von einer Symbiose, die sich zwar nicht so spektakulär gestaltet wie die beschriebene Mitochondrien-Verschmelzung vor zwei Milliarden Jahren, dafür aber täglich für unser Leben und unsere Gesundheit in Aktion ist. Diese mikrobiellen Prozesse funktionieren weitgehend ohne Sauerstoff, denn die meisten unserer Darmbewohner sind strikte „Anaerobier", schon ein Hauch von Sauerstoff wäre für sie tödlich. Während also in unseren Zellen Mitochondrien rund um die Uhr Sauerstoff verbrennen, geht es im Dickdarm sauerstofffrei zu – zwei Welten, zwei Strategien, ein Körper.

DIESE UNTERSCHIEDLICHE Arbeitsweise von Mikrobiom und Mitochondrien bildet die Grundlage für eine sehr clevere Arbeitsgemeinschaft in unserem Organismus: Unsere Mitochondrien liefern Energie auf höchstem Niveau, die Bakterien im Darm liefern die Vorprodukte, die Brennstoffe für die Energieerzeugung, sowie Signalmoleküle, die den Mitochondrien wichtige Informationen über die Außenwelt überbringen.[4] Dies sind bereits wissenschaftlich sehr gut belegte Hinweise dafür, dass sich die beiden Ökosysteme im Darm und in unseren Zellen eng abstimmen. Wie genau diese Kommunikation funktioniert, wie Mitochondrien und Mikrobiom sich Signale zuspielen und Stoffwechselprozesse gegenseitig beeinflussen, sehen wir uns später noch genauer an.

Fürs Erste reicht die Erkenntnis, dass unser Darm viel mehr Charme hat als ein großer dunkler Raum mit zwei Löchern drin. Er ist ein buntes Ökosystem, und was hinten rauskommt, ist daher auch kein Abfall im klassischen Sinn, sondern ein Zeugnis der lebenswichtigen Arbeit unserer mikrobiellen Mitbewohner. Manchmal duftend, oft geräuschvoll, immer biochemisch aktiv. Der berühmte Pups ist eigentlich eine Art mikrobielle Duftnote.

Unsere evolutionäre Geschichte hat uns gezeigt, dass beides zusammengehört: Die großen Energiezentralen in unseren Zellen wären ohne die kleinen Gärmeister im Darm womöglich nicht so leistungsfähig. Und der Stoffwechsel ist wie eine Abenteuerreise durch unterschiedliche Körperzonen, mit vielen miniklitzekleinen Helferlein.

So viel zum bakteriellen Vorprogramm und zur Geburtsstunde der Mitochondrien. Jetzt gehen wir mitten hinein in die Zellen, in denen die eigentliche Magie geschieht. Denn all die Stoffe, die aus dem Darm ins Blut wandern, erreichen irgendwann ihr Ziel in unseren Zellen. Und ausgerechnet im Inneren der Zellen wird durch die Arbeit der Mitochondrien aus dem Rohmaterial echte Lebensenergie.

Der Zauberstab in der Hand der Zellen

Die magische Rolle von ATP

Vielleicht können Sie sich noch an Harry Potters ersten Besuch bei Ollivander erinnern, dem Besitzer des Zauberstabladens in der magischen Winkelgasse. Was den Zauberstabmacher auszeichnete, war die sorgfältige Auswahl der magischen Materialien für die Zauberstäbe sowie die perfekte Abstimmung von Zauberstäben mit den zukünftigen Besitzern. Ollivander hatte offensichtlich eine Methode gefunden, die besondere Verbindung zwischen Zauberstab und Kunde zu erkennen. In einer der unscheinbaren Schachteln, mit denen der Laden vollgestopft ist, findet Ollivander letztlich jenen Zauberstab, der perfekt zu Harry passt. Diese magische Übereinstimmung wird die gesamte weitere Geschichte prägen. Harrys Stab enthält im Kern übrigens eine Feder des Phönix, der als mächtiges Symbol für Unsterblichkeit und Erneuerung steht. Von außen sieht man dem unscheinbaren Stab diese Kraft nicht an – eigentlich ein Stab wie jeder andere.

SO ÄHNLICH wie Harrys Zauberstab verhalten sich auch die Mitochondrien in unseren Zellen. Auch sie sind eher unscheinbar, wirken auf den ersten Blick unauffällig und austauschbar. Und doch sind sie für jeden Menschen individuell und präzise abgestimmt auf die Umgebung in den Zellen und den gesamten Stoffwechsel. Wenn diese Bedingungen gut passen, liefern die Mitochondrien Energie in einer Effizienz, die jedes menschengemachte Kraftwerk in den Schatten stellt. Echte Wunderwerke mit einer fast magischen Kraft, die auch für Leben, Gesundheit und Regeneration steht. Fast wie die Feder des Phönix.

Jede einzelne Körperzelle enthält Mitochondrien, ihre Zahl hängt direkt vom Energiebedarf der jeweiligen Zellart ab: Eine Hautzelle oder ein Lymphozyt, ein weißes Blutkörperchen, das für die Immunabwehr mitverantwortlich ist, begnügt sich mit einigen Hundert, während hochaktive Zellen mit mehreren Tausend Mitochondrien vollgestopft sind.[5] Besonders eindrucksvoll ist das Herz: Jede Herzmuskelzelle enthält bis zu 5.000 Mitochondrien oder sogar mehr. Auch das Gehirn ist randvoll mit Mitochondrien. Eine Nervenzelle enthält durchschnittlich 2.000 bis 3.000 dieser kleinen Helferlein, die vor allem an den Kontaktpunkten zwischen den Nervenzellen, den Synapsen, konzentriert sind, weil dort Informationen weitergegeben werden und Energie am dringendsten gebraucht wird. Skelettmuskelzellen bringen es auf ähnliche Zahlen. Je nach Trainingszustand können sie zwischen 1.000 und 2.000 Mitochondrien pro Zelle enthalten.

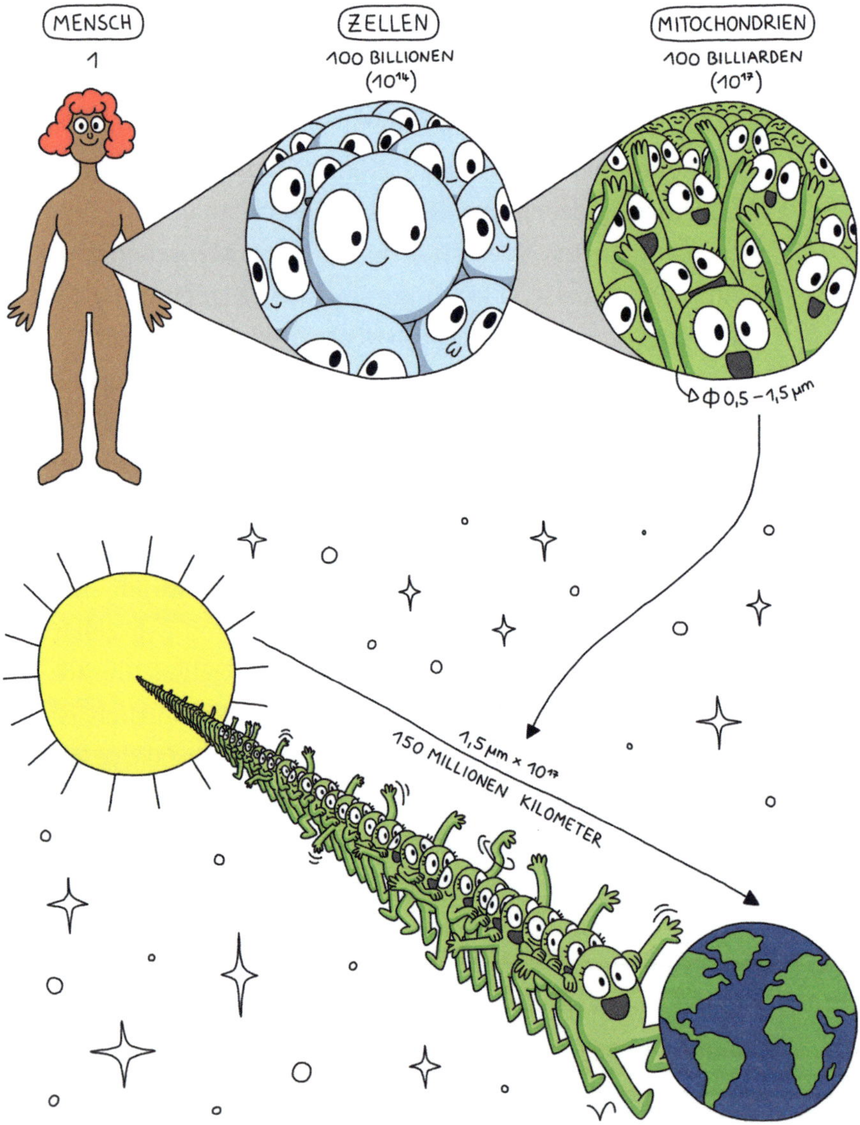

Legt man die Mitochondrien eines menschlichen Körpers in eine Reihe hintereinander, ergibt das eine Strecke von ca. 150 Millionen Kilometern, was der Entfernung zwischen Sonne und Erde entspricht.

Versuchen Sie sich dieses Gewimmel an Mitochondrien in Ihren Zellen einmal vorzustellen! Es ergibt in Summe ein schier unfassbares Gesamtbild, das ich wie folgt in Zahlen erschließen möchte, auch wenn sich die Forschung bis heute nicht einig ist, wie hoch die Gesamtzahl der Zellen im menschlichen Körper tatsächlich ist. Diese Zahl variiert nämlich, weil sich viele Zellen ihr Leben lang teilen. Außerdem hängt die Zahl der Zellen auch maßgeblich von Faktoren wie Alter, Geschlecht und Körpergewicht ab.[6–9]

Geht man also von 100 Billionen Körperzellen in einem menschlichen Körper aus und rechnet im Mittel mit 1.000 Mitochondrien je Körperzelle, beherbergen wir zusammengenommen schätzungsweise 100 Billiarden (17 Nullen!) Mitochondrien.

Setzen wir nun für Mitochondrien im Mittel eine Länge von etwa 1,5 Mikrometer an (1 Mikrometer ist ein Tausendstel eines Millimeters). Würde man alle der 100 Billiarden und etwa 1,5 Mikrometer langen Mitochondrien eines einzigen Menschen in einer Reihe hintereinanderlegen, ergäbe das eine Kette von rund 150 Millionen Kilometern Länge. Das ist genau die Entfernung von der Sonne zur Erde – eine unvorstellbare Strecke, für die das Licht immerhin mehr als acht Minuten benötigt. Mit diesem Bild im Kopf blicke ich seither mit ganz anderen Augen zur Sonne hinauf. So winzig klein die Mitochondrien eigentlich sind, sind sie doch die Riesen in unserem Körper.

SEHEN WIR unsere Mitbewohner einmal genauer an und betrachten zunächst ihr „Innenleben" und ihr faszinierendes Design.[10] Das auffälligste Merkmal ist sicherlich die äußere Hülle der Mitochondrien, die aus zwei Membranen besteht, welche durch einen Zwischenraum voneinander getrennt sind. Die äußere Membran umschließt das Mitochondrium wie eine glatte Hülle. Sie enthält Proteinkanäle, sogenannte Porine, die als Miniporen Moleküle bis zu einer bestimmten Größe relativ frei passieren lassen. Weiter innen schließt der sogenannte Zwischenmembranraum an, der die äußere von der inneren Membran trennt und für die Energieerzeugung immens wichtig ist.

Die innere Membran ist das eigentliche Herzstück der Mitochondrienarchitektur. Sie ist nicht glatt, sondern zu zahlreichen Falten aufgeworfen, die in das Innere des Mitochondriums ragen und Cristae genannt werden. Diese Faltungen verfolgen einen sehr smarten Zweck: Sie vergrößern die innere Membranoberfläche. Das ist sinnvoll, weil jede zusätzliche Oberfläche mehr Platz für die Proteinkomplexe bietet, die an der Energieproduktion beteiligt sind. Rechnerisch kommt man durch diese innere Oberflächenvergrößerung auf mehrere Millionen energieproduzierende Proteinkomplexe pro Mitochondrium.[10–12]

Diese innere Membran hat aber noch eine weitere sehr wichtige Eigenschaft, ohne die keine Energieerzeugung möglich wäre: Sie ist für die meisten Moleküle nahezu undurchlässig. Stattdessen enthält sie spezialisierte Transportproteine, die genau festlegen, welche Substanzen aus dem Inneren in den Zwischenmembranraum hineingelangen dürfen und für welche der Zutritt verboten ist. Man kann sich diese Membran daher wie eine Staumauer vorstellen, die in den Zwischenraum gelangte Substanzen – wie in einem Stausee – zurückhält.

Im Zentrum, sozusagen im „Bauch“ des Mitochondriums, liegt die sogenannte Matrix, der eigentliche Reak-

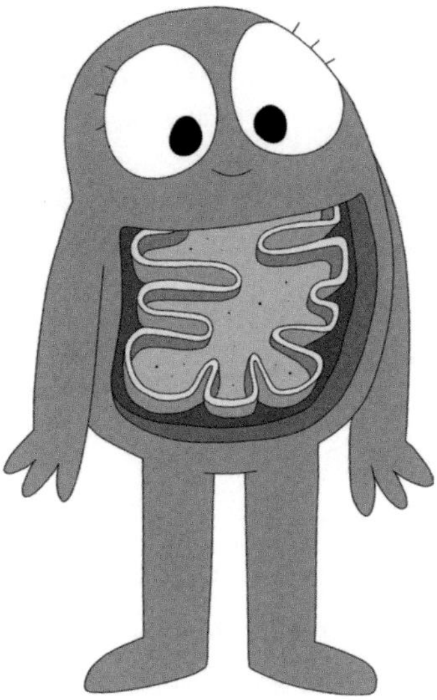

Das Mitochondrium und sein Design: Es hat eine äußere glatte und eine faltige innere Membran. Auch der Bereich dazwischen ist für die Prozesse der Energieerzeugung wichtig, die im blau markierten „Bauch" des Mitochondriums, der Matrix und entlang der inneren Membran stattfindet.

tionsraum. Dort finden sich der berühmte Citratzyklus, von dem wir noch sprechen werden, und zahlreiche andere Stoffwechselmodule, die aufgenommene Nährstoffe aus der Nahrung vorbereiten, bevor im Anschluss die eigentliche Energieerzeugung stattfinden kann.

DIE RÄUMLICHE Anordnung dieser Strukturen ist natürlich nicht zufällig und tatsächlich sehr präzise auf die Funktionen der Mitochondrien abgestimmt. Design und Funktion sind sehr eng miteinander gekoppelt, was auch erklärt, warum Mitochondrien je nach Funktionszustand sehr dynamisch ihre Form verändern, sich verlängern oder zu kürzeren Einheiten aufteilen können. Ähnlich variabel ist auch die Anzahl und Dichte der Falten (oder Cristae), die mit dem generellen Energiebedarf einer Zellart korrelieren können. Herzmuskelzellen beispielsweise besitzen Mitochondrien mit besonders dicht gepackten Cristae, um die große Menge an Energie zu liefern, die für den kontinuierlichen Herzschlag nötig ist. In weniger aktiven Zellen ist die innere Membran weniger stark gefaltet.[12]

Kommen wir nun zu den Funktionseinheiten in der Prozesskette der Energieerzeugung. Beginnen wir mit der Aufnahme und Vorbereitung der Rohstoffe.

Rohstoffannahme und Eingangskontrolle

Ein Mitochondrium arbeitet ähnlich wie ein hochspezialisiertes Kraftwerk. Auch für Mitochondrien gilt, dass sie vor der eigentlichen Energieerzeugung die geeigneten Rohstoffe aufnehmen müssen, und zwar in der passenden Menge und zur richtigen Zeit. Dafür sorgen Transportsysteme, die genau prüfen, welche Stoffe in die Mitochondrien hineindürfen und welche draußen bleiben müssen.[13]

Der Weg beginnt im Inneren der jeweiligen Zelle, dem sogenannten Zytosol. Dort werden aus den Nahrungsbestandteilen der Zucker, Fette und Eiweiße durch Ab- und Umbau jene „mundgerechten" Energieträger gemacht, die das Mitochondrium gut verarbeiten kann. Zum Beispiel wird Glukose, also Zucker, in einer Reaktionskette namens Glykolyse in Pyruvat umgewandelt. Pyruvat ist für das Mitochondrium verwertbar. Dieser Prozess läuft außerhalb des Mitochondriums ab.

Um in den Reaktionsraum der Matrix im Inneren der Mitochondrien zu gelangen, muss Pyruvat durch die äußere und innere Membran. Dafür gibt es spezielle Transportmoleküle, die wie Türen funktionieren, deren Türsteher sehr genau darauf achten, dass ausschließlich Pyruvat hinein-

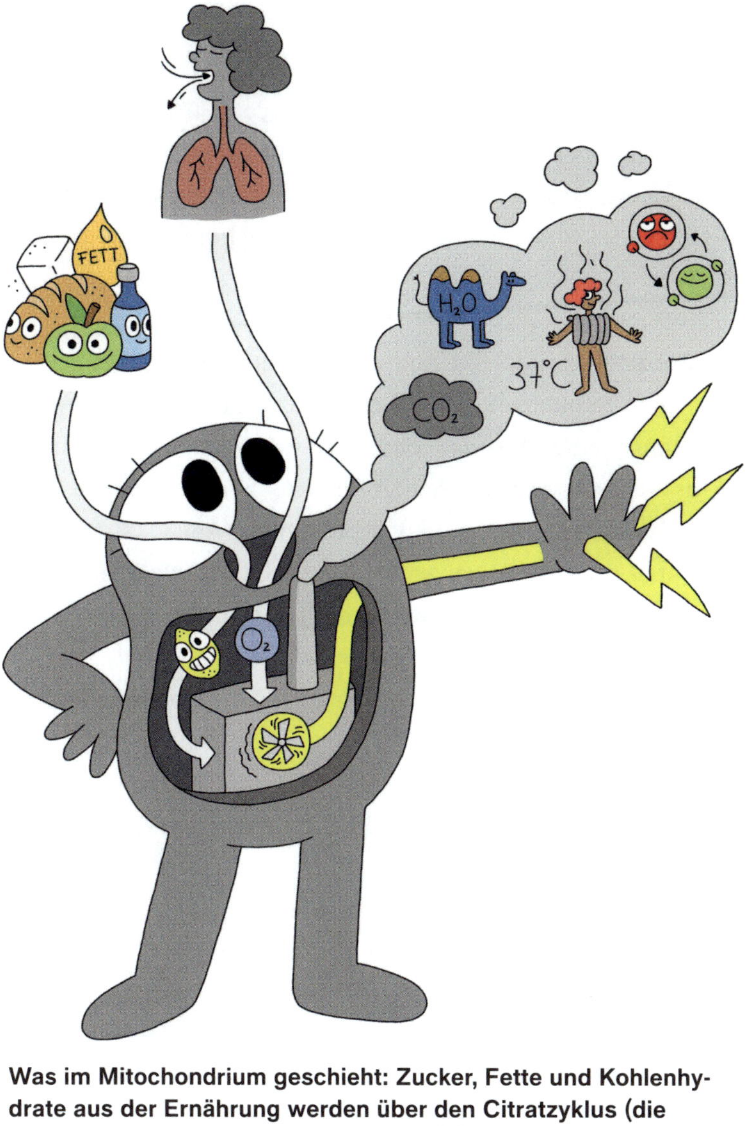

Was im Mitochondrium geschieht: Zucker, Fette und Kohlenhydrate aus der Ernährung werden über den Citratzyklus (die kleine grinsende Zitrone auf unserem Bild) aufbereitet und gemeinsam mit dem Sauerstoff aus der Atemluft zur Erzeugung von Energie (ATP) genutzt. Als Nebenprodukte entstehen Kohlendioxid, Wasser, Wärme und reaktive Sauerstoffspezies (ROS). Letztere sind wichtige (gut gelaunte grüne) Signalmoleküle, können aber auch Schaden anrichten, wenn sie gehäuft auftreten (rot und missmutig).

darf. Ist das Pyruvat erst einmal in der Matrix angelangt, wird es in das Stoffwechselprodukt Acetyl-CoA (CoA steht für Coenzym A) umgewandelt. Acetyl-CoA ist der universelle Energieträger und der eigentliche Startpunkt für den Citratzyklus, der ebenfalls in der mitochondrialen Matrix abläuft.

DEEP DIVE: Citratzyklus

Vielleicht können Sie sich noch an Ihren Biologieunterricht in der Schule erinnern: Der Citratzyklus ist das zentrale Drehscheiben-System des Stoffwechsels im Mitochondrium. Er nimmt das Acetyl-CoA aus dem Abbau von Kohlenhydraten, Fetten und bestimmten Aminosäuren auf. Dabei entstehen zwei wichtige Produkte: Kohlendioxid, das wir letztlich über die Lunge wieder ausatmen, und vor allem energiereiche Elektronenträger (NADH und $FADH_2$), die für den nächsten großen Prozess der Energieerzeugung gebraucht werden.[13]

Längerkettige Fettsäuren, die Bausteine der Nahrungsfette, haben ihren eigenen Transportweg zum Citratzyklus, denn sie müssen, um in die mitochondriale Matrix zu gelangen, an ein Molekül namens L-Carnitin gebunden werden. Dieses „Shuttle-System“ bringt sie durch die innere Membran in die Matrix, in der sie Stück für Stück zu Acetyl-CoA-Einheiten zerlegt werden, die dann auch in den Citratzyklus eingespeist werden.

Auch Eiweiße, genauer gesagt deren Bausteine Aminosäuren, können als Energieträger und Brennstoff zur Energieerzeugung dienen. Manche Aminosäuren werden direkt in den Citratzyklus eingespeist, andere müssen vorher in Pyruvat und Acetyl-CoA umgewandelt werden. Damit das gelingt, stehen dem Mitochondrium auch für die Aminosäuren spezielle Transporter zur Verfügung, die jeweils spezifisch auf die verschiedenen Aminosäuren zugeschnitten sind. So wird gewährleistet, dass die richtige Menge der passenden Aminosäuren zur richtigen Zeit in die Matrix gelangt und dort für den weiteren Stoffwechsel zur Verfügung steht.

Und auch Sauerstoff wird für die Energieerzeugung gebraucht, jedoch ohne auf einen eigenen Transporter angewiesen zu sein. Sauerstoff diffundiert ganz einfach durch die Membranen.

Die strenge Eingangskontrolle erfüllt übrigens gleich mehrere Zwecke: Sie verhindert, dass zu viele Rohstoffe gleichzeitig ins Mitochondrium strömen und die komplexen Abläufe wegen „Überflutung" gestört werden. Sie kann über die „Gatekeeper" den Zufluss mit Rohstoffen auch sehr flexibel an den Bedarf anpassen, denn bei hoher körperlicher Aktivität öffnen sich mehr „Türen", um mehr Brennstoffe in die Matrix zu schleusen und die Energieproduktion gezielt zu steigern. In Ruhephasen hingegen schließt das Mitochondrium seine Tore teilweise, um nicht unnötig Rohstoffe in Energie umzuwandeln. Auf diese Weise entsteht ein fließender Kreislauf, der eine bedarfsdeckende Energieerzeugung gewährleistet.

Wir fassen zusammen: Rohstoffe aus der Nahrung werden vorbereitet, gezielt ins Mitochondrium gebracht, im Citratzyklus verarbeitet und als Elektronenträger (NADH und $FADH_2$) an den nächsten großen Abschnitt der Energieproduktion übergeben. Erst wenn dieser Stofffluss richtig läuft, kann das Mitochondrium seine volle Leistung erbringen.[13]

Der Zaubertrick für Energie

Alle Rohstoffe sind nun im Mitochondrium angekommen, angemessen verarbeitet, der Citratzyklus läuft und die energiereichen Elektronenträger sind bereit, in nutzbare Zellenergie übersetzt zu werden. Dafür wird nun das eigentliche Kraftwerk in den Mitochondrien aktiv, das in der inneren Membran mit ihren tief gefalteten Cristae liegt. Dort findet der Prozess der Energieerzeugung in der sogenannten Atmungskette statt.[5]

Die Atmungskette ist das Kraftwerk im Mitochondrium. Sie besteht aus insgesamt fünf hintereinander aufgereihten Proteinkomplexen. An den ersten beiden Komplexen werden zunächst die Elektronen der Moleküle NADH und $FADH_2$ aus dem Citratzyklus übernommen. Im Anschluss werden diese Elektronen ähnlich dem Stab in einem Staffellauf von einem Komplex zum nächsten weitergereicht. An jedem Übergabepunkt wird eine kleine Energiemenge freigesetzt. Diese Energiemenge nutzt das Mitochondrium, um Wasserstoffprotonen (H+) aus der Matrix in den Zwischenmembranraum zu pumpen. Dieser Raum zwischen den Membranen füllt sich nun wie ein Stausee mit Protonen, die nicht so ohne Weiteres aus dem Zwischenmembranraum entweichen können.[5, 14]

Ebenfalls wie bei einem Stausee wartet auch in der Atmungskette als letzter Komplex in der Reihe eine Turbine, um den aufgebauten Protonendruck im Zwischenmembranraum in den biologischen Energieträger Adenosintriphosphat (kurz: ATP) zu verwandeln. Diese „Turbine" im Mitochondrium ist die ATP-Synthase. Sie lässt die Protonen kontrolliert zurück in die Matrix fließen und nutzt deren

DER BLICK INS KRAFTWERK

DIE ATMUNGSKETTE

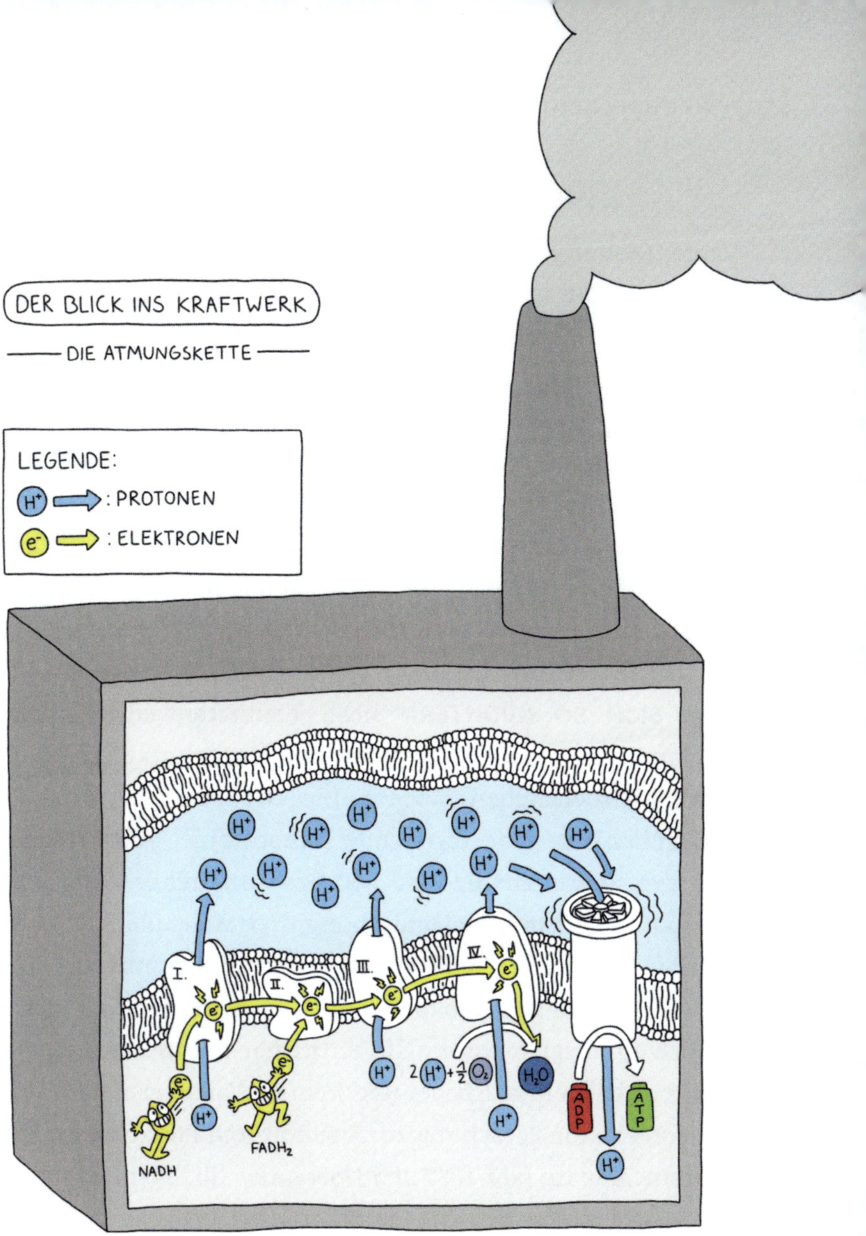

Elektronen (NADH und $FADH_2$) werden aus dem Citratzyklus (die grinsenden Zitronen) an die Atmungskette übergeben und wie in einem Staffellauf zwischen den Proteinkomplexen weitergetragen. Dabei werden Wasserstoffprotonen (H+) in den Zwischenmembranraum gepumpt. Die Wasserstoffprotonen wiederum treiben am Ende der Kette die Turbine der ATP-Synthase an, die den leeren ADP-Akku zu ATP auflädt.

gespeicherte Energie, um aus ADP ATP herzustellen. Zur Verdeutlichung dieser Energieproduktion kann man sich ATP wie einen voll aufgeladenen Akku vorstellen, ADP wie einen leeren Akku.

Genau dieses ATP ist die universelle Energiewährung jeder Zelle. Es wird nicht gespeichert, aus ADP fortlaufend neu aufgeladen und dann auch schnell wieder zu ADP entladen. Die durchschnittliche „Vorratszeit" eines ATP-Moleküls beträgt nur wenige Sekunden, bevor es in der Zelle für irgendeine Funktion zu ADP verbraucht wird (um dann schnell wieder zu ATP aufgeladen zu werden).

WAS SICH SO NÜCHTERN liest, beinhaltet eine schier unglaubliche Leistungsfähigkeit, die ich Ihnen an ein paar Zahlen verdeutlichen möchte: Die ATP-Synthase arbeitet tatsächlich wie eine rotierende Nanoturbine. Angetrieben von drei Protonen für eine 360-Grad-Umdrehung um die Längsachse, werden je Umdrehung drei Moleküle ATP aufgeladen. Die winzige Turbine rotiert dabei mit bis zu 600 Umdrehungen pro Sekunde(!). Ein Tempo, bei dem manch ein Elektromotor nicht mithalten könnte. Die beiden Wissenschaftler Paul Boyer und John E. Walker erhielten für die eingehende Forschung zur Struktur und Funktion dieser Nanoturbine im Jahr 1997 den Nobelpreis für Chemie.[15,16] Zu Recht, wie ich finde.

So fantastisch die Leistungswerte der Turbine sind, auch das Ausmaß der täglichen Energieproduktion ist enorm. In einem durchschnittlichen erwachsenen Körper machen Mitochondrien etwa 10 Prozent des Körpergewichts aus. Das bedeutet, dass ein Mensch mit 60 Kilogramm rund 6 Kilogramm dieser winzigen Organellen mit sich herum-

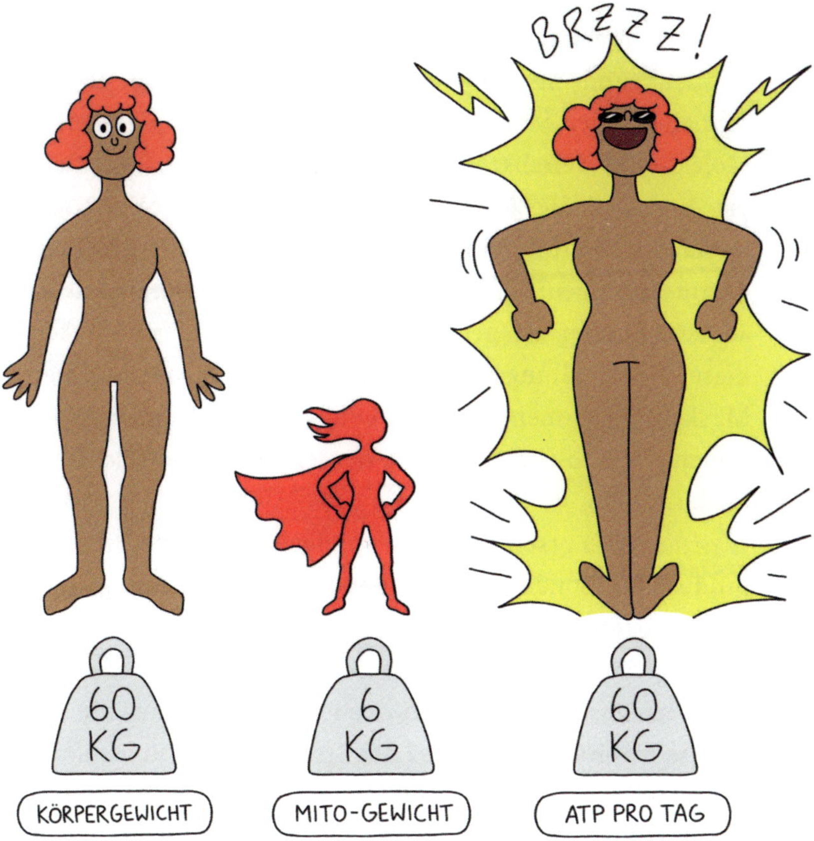

Mitochondrien machen etwa 10 Prozent unseres Körpergewichts aus und können Tag für Tag jene Menge ATP produzieren, die unserem Körpergewicht entspricht. Die kleine Superheldin in Ihrem Inneren, die sich aus der Gesamtheit der Mitochondrien zusammensetzt, ist also ein echtes Schwergewicht hinsichtlich ihrer Leistungsfähigkeit.

trägt. Trotz ihrer Winzigkeit produzieren sie aufgrund ihrer immensen Anzahl täglich ungefähr so viele Kilogramm ATP, wie der gesamte Körper wiegt.[5, 17] Jetzt verstehen Sie sicherlich auch, warum ich die Population Ihrer Mitochondrien als Superheldin bezeichne.

Jeden Tag werden in einem 60 kg schweren Menschen folglich rund 60 Kilogramm ATP gebildet und ebenso schnell wieder verbraucht. Dabei durchläuft jedes ATP-Molekül im Durchschnitt mehrere hundert „Ladezyklen" pro Tag, weil die Zellen es immer wieder recyceln. Diese unglaubliche Produktionsleistung läuft in jedem Mitochondrium millionenfach und in Billionen von Mitochondrien ab, verteilt über den gesamten Körper. Die Geschwindigkeit dieser Umwandlung ist beeindruckend: In einer einzelnen Muskelzelle können innerhalb von Sekunden Hunderte Millionen ATP-Moleküle gebildet werden, wenn die Nachfrage hoch ist.[5]

Die ATP-Entstehung ist also eigentlich keine Energieproduktion, sondern streng genommen eine Energieumwandlung durch die Mitochondrien. Diese Energieumwandlung ist das Kernelement des Stoffwechsels und eine der zentralen Voraussetzungen für Leben, wie wir es kennen.

Wie bereits eingangs bei der Steuerung der Rohstoffzufuhr erwähnt, wird auch auf der Ebene der Atmungskette das Niveau der Energieproduktion aktiv gesteuert. Wenn eine Zelle weniger Energie benötigt, etwa in Ruhe oder im Schlaf, verlangsamt sich der Elektronenfluss, und auch die ATP-Produktion wird gedrosselt. Steigt der Bedarf, zum Beispiel bei körperlicher Aktivität, Stress oder auch bei intensiver Denkarbeit, reagieren die Mitochondrien sofort mit einer verstärkten Substrataufnahme und Aktivierung der Atmungskette zur Erhöhung der Energieproduktion.[18]

Wie bei jedem Prozess der Energieerzeugung entstehen auch in den Mitochondrien Emissionen und Nebenprodukte. Diese Nebenprodukte können für uns nützlich sein, selbst die sehr reaktiven Moleküle namens „Radikale".

Nebenprodukte der Energieerzeugung: Wärme, Wasser, CO_2 und Radikale

Mitochondrien sind Meister der Effizienz, aber auch sie produzieren Emissionen und Nebenprodukte. Einige davon sind für uns lebenswichtig, andere eine echte biologische Herausforderung, die unsere Zellen und letztlich den gesamten Organismus in Schach halten können.

Die offensichtlichste Emission ist die Erzeugung von Wärme. Lange nahm man an, Mitochondrien seien nur leicht wärmer als das Zellumfeld. Jüngste Messungen haben jedoch gezeigt, dass Mitochondrien Temperaturen von rund 50 Grad Celsius erreichen können, also deutlich mehr als die üblichen etwa 37 Grad Celsius unserer Körperkerntemperatur. Diese Hitze entsteht, weil ein Teil der in der Atmungskette frei werdenden Energie nicht in ATP umgewandelt, sondern als Wärme abgegeben wird.[19] Diese als „Entkopplung" bezeichnete Reaktion führt dazu, dass der überwiegende Energiegehalt im Staffellauf der Atmungskette in Wärme umgewandelt wird. Die Entkopplung ist daher ein sehr smarter biologischer Kaminofen, der unserem Organismus bei Kälte zusätzlich Wärme spendet.[20]

Ein weiteres Nebenprodukt der Energieerzeugung ist Wasser: Wie auf S. 33 zu sehen, verbindet sich am Ende der Atmungskette Sauerstoff mit Protonen und freien Elektronen zu Wasser (H_2O). Manche Tiere nutzen diesen Effekt sehr effizient zum eigenen Überleben. Das Kamel zum Beispiel hat im Höcker nicht etwa Wasser, sondern Fett gespeichert. Beim Abbau von einem Kilogramm Fett als Brennstoff für die Energieerzeugung entstehen in den „Höcker-Mitochondrien" ATP und Wärme und zusätzlich auch rund

1,1 Liter Wasser. Neben anderen großartigen Anpassungsmechanismen an die Trockenheit der Wüste erlaubt die mitochondriale Wasserproduktion in der Atmungskette den Kamelen, in der Wüste längere Zeit ohne Wasserquelle zu überleben. Auch Menschen gewinnen bei Fettverbrennung etwas Wasser, wenn auch in deutlich geringerem Umfang, verglichen mit unserem täglichen Bedarf.[21]

Mitochondrien emittieren auch Kohlendioxid (CO_2). Es entsteht vor allem im Citratzyklus, wenn Acetyl-CoA für die Erzeugung der energiereichen Elektronenträger NADH und $FADH_2$ vollständig oxidiert wird. CO_2 ist ein unvermeidliches Endprodukt und muss rasch aus dem Körper verschwinden: Es wird ausgeatmet. Unsere Atmung hat folglich die Aufgabe, Sauerstoff für die effiziente Energiegewinnung in den Mitochondrien einzuatmen und das CO_2 als Emissionen in der Energieerzeugung wieder loszuwerden.[5]

Und schließlich entstehen als Emissionen auch reaktive Sauerstoffspezies (manchmal auch ROS abgekürzt oder umgangssprachlich „Radikale" genannt), die als biochemisch sehr reaktive Substanzen einen eher schlechten Ruf für die Zellgesundheit haben. Dass diese Moleküle grundsätzlich schädlich sind, ist aber ein gefährlicher Mythos. Auch bei den reaktiven Sauerstoffverbindungen gilt das Prinzip: Die Dosis macht das Gift. In normaler Dosis können ROS durch die eingebauten Schutzmechanismen von Zelle und Mitochondrien abgepuffert werden und erfüllen gleichzeitig ihre wichtige Rolle als Signalmoleküle für die Kommunikation innerhalb der Zellen. Sie können sogar Immunzellen dabei helfen, krankmachende Mikroorganismen effizient abzutöten. ROS sind deshalb Werkzeuge und Signalstoffe der Mitochondrien, die erst im Übermaß störend und dann sogar schädlich werden. Daher sollte man sie nicht so einfach mit hochdosiert supplementierten Antioxidantien auslöschen.[22–26]

Mitochondrien: mehr als Energieproduzenten

Wer Mitochondrien immer noch ausschließlich als winzige Kraftwerke betrachtet, sieht nur einen Bruchteil ihrer Bedeutung für die Zell- und Körperfunktionen. Natürlich liefern sie zuverlässig ATP, ohne das keine Zelle lange überleben könnte. Aber diese Organellen sind zusätzlich hochdynamische Schaltzentralen, die weit mehr können: Sie reagieren auf den ständig wechselnden Energieverbrauch mit bedarfsgerechter Anpassung der Energieproduktion,

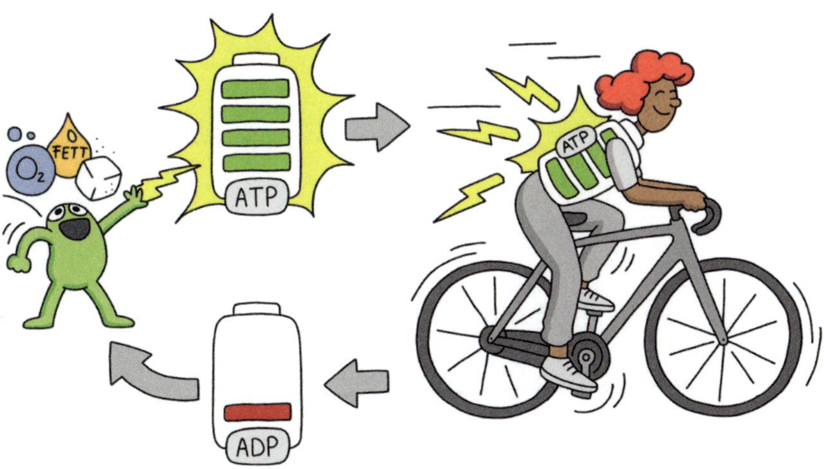

Mitochondrien wandeln in jedem Ladezyklus ADP zu ATP um und stellen damit die biologische Energie bereit, die wir zum Beispiel für die Muskelbewegung beim Radfahren brauchen.

koordinieren dafür den Brennstoffmix, integrieren zusätzlich die zahllosen Signale aus dem gesamten Stoffwechselnetzwerk und lösen vielseitige Reaktionen in den Zellen aus.

Im nächsten Kapitel werden wir diese weiteren für unsere Gesundheit relevanten Rollen der Mitochondrien beleuchten. Und dabei feststellen, dass sie für viele Zell- und Körperfunktionen den Takt vorgeben.

Dirigentinnen des Zellorchesters

Ein Orchester mit Billionen Instrumenten

Ich erinnere mich noch sehr gut an den Abend, als mein Großvater mich als acht- oder neunjährigen Knirps zum ersten Mal in die Oper mitnahm und wir gemeinsam „Die Zauberflöte" erlebten.

Ein aufregender Sonntagsausflug, Hemd in der Hose, die Schuhe blitzblank und die Nase geputzt. Nicht alles an der Aufführung hat mir gefallen: Pamina war bei weitem nicht so hübsch wie Pippi Langstrumpf. Und die Königin der Nacht war mir, ehrlich gesagt, etwas unheimlich, woran das hohe Gekreische, das meinen Kinderohren wehgetan hat, sicherlich einen Anteil hatte. Mein Opa meinte, das sei Koloraturgesang, was mir damals aber ziemlich egal war.

Wirklich fasziniert war ich jedoch während der gesamten Aufführung vom Blick in den Orchestergraben. Da saßen dicht an dicht die Streicher und Bläser mit ihren

Instrumenten und spielten wunderbare Melodien. Alles wirkte wie aus einem Guss, obwohl Dutzende Hände, Lippen und Bögen gleichzeitig in Bewegung waren. – Wie war das möglich?

Ganz einfach, es lag am Dirigenten. Er gab Einsätze, regulierte Tempo und Lautstärke, spürte und erlebte die Musik förmlich mit dem ganzen Körper. Kein Ton des Orchesters war zufällig, weil der Dirigent jede Nuance und jeden Einsatz präzise vorgab und das Zusammenspiel aller Musiker koordinierte.

HEUTE, viele Jahre und einige Jahrzehnte wissenschaftliche Forschung später, denke ich oft an diesen Abend zurück, sogar wenn ich über unsere Zellen schreibe. Denn auch in der zellulären und molekularen Tiefe unseres Körpers braucht es „jemanden", der das Orchester im Organismus zusammenhält. Jemanden, der weiß, wann Energie gebraucht wird und wann nicht und wann Regeneration angestoßen und dafür die Energieproduktion heruntergefahren werden muss. Und wer übernimmt diese Aufgabe? Es sind die Mitochondrien – sie dirigieren unser Zellochester.

Mitochondrien koordinieren in all unseren Zellen zentrale Prozesse, reagieren sehr schnell auf Veränderungen in ihrer Umgebung und geben Signale an andere Zellbereiche weiter, die dann wiederum Reaktionen der Zellen auslösen. Daher vergleiche ich sie in ihrer zellinternen Rolle mit einer sehr einfühlsamen Dirigentin. Wenn der Energiebedarf für eine Radtour deutlich steigt, aktivieren sie Programme, um ihre Leistungsfähigkeit zu erhöhen, etwa durch die Bildung neuer Mitochondrien. Und wenn Bauteile in den Mitochondrien verschleißen, sorgen sie selbst für deren Reparatur oder den vollständigen Abbau. Sie kontrollieren, wie viele Mitochondrien aktiv sind, und passen ihre innere Struktur so an, dass die Energieproduktion dem Bedarf entspricht. Wenn das mal keine Superheldinnen-Fähigkeiten sind.

Warum die Mitochondrien SuperheldINNEN sind

Dirigentin? Superheldinnen? Und wo bleiben die Männer? – Um es kurz zu machen: Alle meine Mitochondrien stammen von meiner Mutter, so wie auch Sie Ihre Mitochondrien von Ihrer Mutter erhalten haben. Denn bei der Befruchtung bringt die Eizelle den mütterlichen Anteil der DNA im Zellkern mit und außerdem auch den gesamten Grundstock an Mitochondrien, den Sie im Verlauf Ihres Lebens nutzen und erweitern werden. Spermien besitzen zwar ebenfalls Mitochondrien, die die Energie für die anstrengende Reise bis zur Eizelle liefern. Sie werden dann aber gezielt aufgelöst, mit dem Ergebnis, dass alle Mitochondrien des Embryos von der Mutter stammen.

Diese Tatsache macht die Eizelle zu einem wahren Energiechampion: Sie ist die größte Zelle im menschlichen Körper und enthält mit 100.000 bis 600.000 die höchste Anzahl von Mitochondrien. Dieser enorme Vorrat ist deshalb notwendig, weil gerade in den ersten Tagen nach der Befruchtung und während der gesamten embryonalen Entwicklung die Zellteilungen rasant ablaufen und jede Tochterzelle ihren Anteil an Mitochondrien braucht. In der frühen Entwicklungsphase werden noch keine neuen Mitochondrien gebildet und deshalb hängt die gesamte Energieversorgung

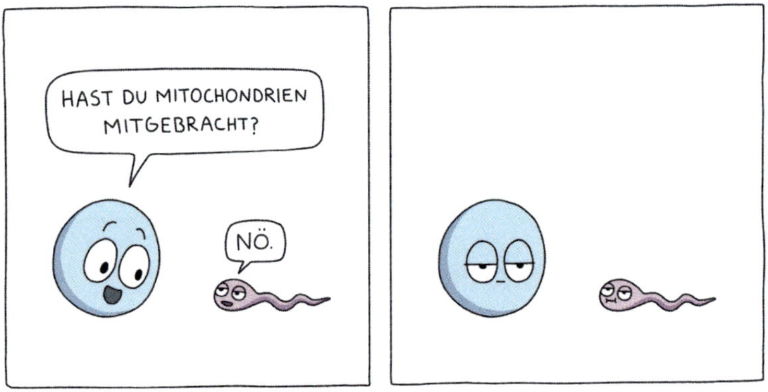

Alle Mitochondrien werden von der Eizelle beigesteuert und stammen daher ausschließlich von unserer Mutter.

von der mitgebrachten „Starterkultur" der Mitochondrien-Population der mütterlichen Eizelle ab.[27]

Dass Ihre Mitochondrien Heldinnen sind, liegt also nicht nur an ihrer enormen Leistungsfähigkeit, sondern auch an der bereits Jahrmillionen andauernden ausschließlichen Weitergabe über die mütterliche Linie.

Biogenese oder die Geburt neuer Heldinnen

Wie bereits erwähnt ist eine der bemerkenswertesten Eigenschaften von Mitochondrien die Fähigkeit, ihre Anzahl und Kapazität der Energieproduktion an den Bedarf der Zelle anzupassen. Diese Fähigkeit der Mitochondrien und die dafür notwendigen Prozesse nennt man Biogenese. Das ist eine Kombination aus gezieltem Aufbau neuer Mitochondrien und größerer Effizienz der Energieproduktion je Mitochondrium. Ohne Biogenese könnten wir uns an veränderte Anforderungen, Umweltbedingungen oder Belastungen nicht langfristig anpassen. Der Anstoß zur Biogenese ist meist verbunden mit einem erhöhten Energiebedarf, wie beispielsweise Bewegung.

Wird dann eine Zelle nicht nur einmal und kurz, sondern regelmäßig stärker belastet, zum Beispiel eine Muskelzelle beim Ausdauertraining, registrieren deren Mitochondrien, dass die vorhandene Kapazität nicht ausreicht, um dauerhaft und zuverlässig die geforderte ATP-Menge zu liefern. Sie senden daraufhin Signale, die in Zusammenarbeit mit dem Muskelzellkern die Produktion neuer mitochondrialer Bauteile anregen.[28]

Ein Schlüsselsignal zum „Anwerfen" der Biogenese ist ein Signalstoff namens PGC-1α (Peroxisome Proliferator-Activated Receptor Gamma Coactivator 1-alpha), der uns auch in den nächsten Kapiteln des Buches immer wieder begegnen wird. Er wirkt wie eine Art Schalter, der für die Mitochondrien ein regelrechtes Aufbauprogramm aktiviert: Sobald PGC-1α durch Bewegungsreize aktiv ist, steigt auch die Aktivität jener Gene, die für Aufbau und Aktivität mitochondrialer Proteine, für Enzyme des Energiestoffwechsels und für die Mitochondrienmembrane notwendig sind. Dabei handelt es sich um einen recht komplexen Prozess, der sehr gut mit dem Zellkern der Wirtszelle koordiniert sein muss. Die neu produzierte „Hardware" muss dann nur noch in das bestehende Mitochondrien-Netzwerk integriert werden. Und das geschieht in mehreren Prozessschritten: Die neuen Bauteile werden durch spezielle Importkanäle in die Population der Mitochondrien transportiert, wo sie gezielt und an der richtigen Stelle in deren funktionelle Strukturen eingebaut werden.

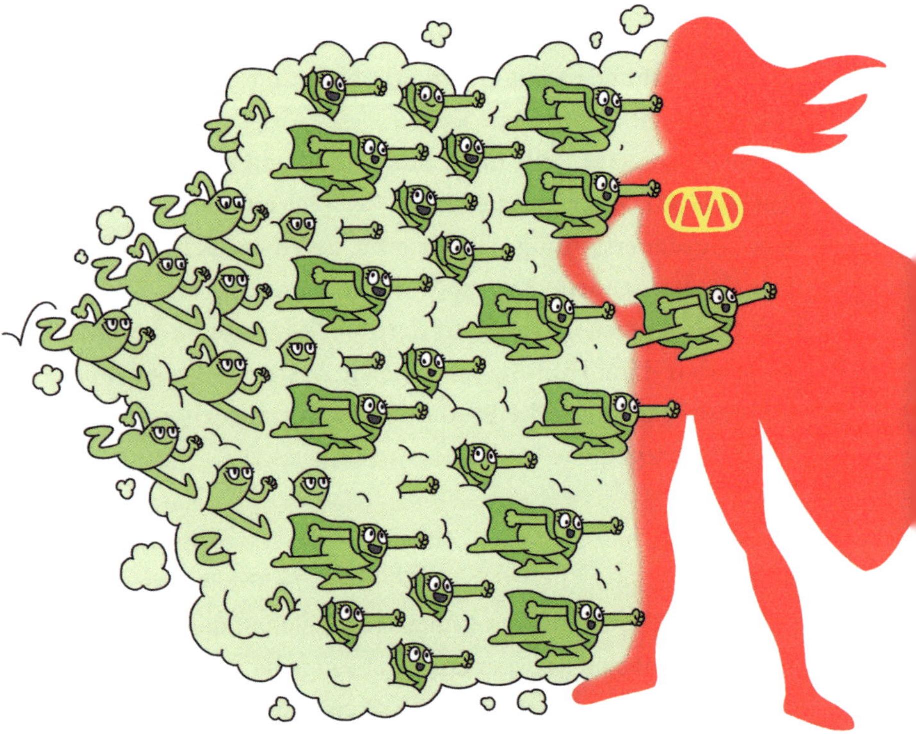

Werden Mitochondrien regelmäßig körperlich oder mental gefordert, reagieren sie mit Biogenese: Sie vermehren sich und erhöhen die Energieproduktion.

Für diesen Prozess benötigen die Mitochondrien ausreichend Zeit und Ressourcen. Nachvollziehbar, dass Biogenese keine schlagartige Reaktion für kurzfristige Belastungsspitzen ist, sondern eine Anpassung an regelmäßig wiederkehrende Anforderungen. Wer nur einmal im Monat um den Block rennt, baut noch keine zusätzlichen Mitochondrien auf. Wer sich jedoch regelmäßig bewegt, trainiert oder täglich einen Spaziergang macht, sendet genau jene Signale in die Zellen, die langfristig zu einer höheren Anzahl und größeren Dichte von Mitochondrien führen.[29]

Auf diese Weise entwickelt sich die Mitochondrien-Population zu einer echten Superheldin, die den Energiehaushalt und zahlreiche lebenswichtige Funktionen des Körpers optimal unterstützt. Neben körperlicher Aktivität gibt es weitere Stimuli für die Biogenese. Kälteexposition etwa kann über den erhöhten Energiebedarf zur Wärmeproduktion ein solches Programm in Gang setzen. Kalorienreduktion und Fasten aktivieren ebenfalls Signalwege, die auf eine effizientere Energienutzung und den Aufbau neuer Mitochondrien zielen. Und sogar bestimmte sekundäre Pflanzenstoffe können indirekt die Aktivität des Schalters PGC-1α steigern und dadurch zur Unterstützung der Biogenese beitragen.[30]

ENG VERKNÜPFT mit der Vermehrung mittels Biogenese ist eine weitere Fähigkeit der Mitochondrien. Sie können ihre Form und Struktur flexibel anpassen. Wenn der Energiebedarf steigt, werden neue Mitochondrien gebildet, außerdem passt sich das bestehende Mitochondrien-Netzwerk auch strukturell an, damit die höhere Energieproduktion gewährleistet ist. So können sich vereinzelte Mitochondrien zunächst zu einem eng geknüpften Netz verbinden, um auch bei langanhaltender Belastung optimal zusammenzuarbeiten. Wenn schnelle, punktuelle Energieversorgung gefragt ist, teilen sie sich wieder in viele kleinere Einheiten auf. Die Prozesse zur gezielten Verschmelzung und Teilung der Mitochondrien gehen dabei Hand in Hand mit der Neubildung und Integration „frischer“ Bauteile aus der Biogenese. Diese dynamischen Strukturänderungen, kombiniert mit der Fähigkeit zur Anpassung, sind entscheidend für ihre Rolle als Taktgeber des Stoffwechsels.[31]

Die Darstellung der Mitochondrien als starre Zellbestandteile, die bewegungslos im Zellplasma schweben, wie sie noch in vielen Biologiebüchern beschrieben werden, ist daher eindeutig überholt. Mit der modernen Fluoreszenzmikroskopie in lebenden Zellen zeigt sich ein völlig anderes Bild der Realität: Mitochondrien sind dynamische, fadenartige Netzwerke. Sie verschmelzen, teilen sich, verändern ständig ihre Form und verlagern ihre Position entlang molekularer Autobahnen in den Zellen. Sie sind in permanenter Bewegung.[32]

Bemerkenswert ist, dass die Wissenschaftlerin Margaret Reed Lewis bereits im Jahr 1914 mit neu entwickelten Kulturverfahren und unendlicher Geduld lebende Mitochondrien beobachtete und in einer Publikation festhielt:[33]

„Die Mitochondrien sind leicht brechende Körper, die in Form, Größe und Position stark variieren. In der lebenden Zelle sind diese Körper niemals ruhig, sondern ändern ständig ihre Form, Größe und Position. Ein einziges Mitochondrium kann innerhalb weniger Minuten bis zu fünfzehn oder zwanzig verschiedene Formen aufweisen. Diese extreme Plastizität der Mitochondrien ist ein sehr wichtiges Merkmal und wurde bei allen untersuchten Präparaten festgestellt."

Die moderne Zellbiologie hat mittlerweile bestätigt, wie präzise diese Beschreibung der Mitochondrien vor mehr als 100 Jahren tatsächlich war.

So dynamisch und anpassungsfähig Mitochondrien auch sind, ihre ständige Aktivität fordert Tribut. Damit diese Superheldinnen des Stoffwechsels leistungsfähig bleiben, ist eine sorgfältige Qualitätskontrolle unerlässlich.

Qualitätskontrolle und Regeneration für erschöpfte Dirigentinnen

Die besten Superheldinnen können nicht lange ohne Pause und Regeneration arbeiten. Mitochondrien sind hochaktive Organellen, in denen pausenlos chemische Reaktionen ablaufen. Auch bei ihnen hat dieses hohe Aktivitätsniveau seinen Preis, denn mit der Zeit häufen sich Schäden an mitochondrialen Proteinen, Lipiden und sogar in ihrer eigenen DNA. Ohne ein eigenes Kontrollsystem zur ständigen Überprüfung von Schäden und deren Reparatur würde ihre Leistung unkontrolliert nachlassen, bis dann irgendwann nichts mehr geht. Die mitochondriale Qualitätskontrolle und die damit verbundenen Regenerations- und Entsorgungssysteme sind daher zentrale Grundlage für den Erhalt der „Mitochondrienfitness" und unserer Stoffwechselgesundheit.[34]

Die Qualitätskontrolle der Mitochondrien ist ein mehrstufiger Prozess. Zunächst geht es darum, Defekte frühzeitig zu erkennen. Mitochondrien besitzen feine Sensoren, die Defekte in den Membranen und in der ATP-Produktion oder verdächtige Erhöhungen in der Menge entstandener Radikale registrieren. Liegen ein oder mehrere Werte außerhalb einer kritischen Schwelle, werden Reparaturmechanismen aktiviert. Ein wichtiger Bestandteil dieser Reparatur ist der Austausch beschädigter Proteine. In der inneren Mitochondrienmembran sitzen die großen Proteinkomplexe der Atmungskette, die den Elektronentransport und letztlich die ATP-Synthese antreiben. Diese Strukturen tragen die Hauptbelastungen. Spezialisierte Verdauungsenzyme erkennen fehlerhafte Proteine, bauen sie ab und schaffen dadurch

Platz für neu synthetisierte, funktionsfähige Einheiten, die in die Atmungskette eingesetzt werden. Auch die Membranen selbst werden kontrolliert. Sie bestehen aus einer Mischung spezieller Lipide, darunter Cardiolipin, das auch für die Stabilität der Atmungskettenkomplexe entscheidend ist. Schäden an diesen Lipiden können die gesamte Architektur eines Mitochondriums destabilisieren. Entsprechende Reparaturen der Membranen erfolgen durch gezielten Austausch dieser Lipide und den Einbau neuer, unbeschädigter Moleküle.[34]

Gerade die mitochondriale DNA (mtDNA) erfordert besonderen Schutz, denn sie liegt nicht wie die zelluläre DNA geschützt im Zellkern, sondern frei in der Matrix der Mitochondrien und sehr nahe an der Energieerzeugung in der Atmungskette, in der auch die reaktiven Sauerstoffspezies entstehen. Das macht sie anfällig für Schäden, aus denen im schlechtesten Fall auch bleibende Mutationen entstehen können. Reparaturen des Genmaterials der Mitochondrien werden zwar durch spezifische DNA-Reparaturmechanismen durchgeführt, jedoch nicht so umfangreich wie im Zellkern. Eine dauerhaft hohe Schädigung der Mitochondrien-DNA, etwa durch unseren Lebensstil, kann daher die Mitochondrienfunktion und damit die gesamte Energieproduktion schwächen.

QUALITÄTSKONTROLLE bedeutet auch, Mitochondrien durch Vernetzung zu regenerieren und „wieder aufzuladen“. Denn wenn einzelne Abschnitte einer Organelle beschädigt sind, kann sie diese durch Zusammenschluss (Fusion) mit einem anderen Mitochondrium ausgleichen, indem intakte Teile miteinander verschmelzen und defekte Teile ersetzt werden,

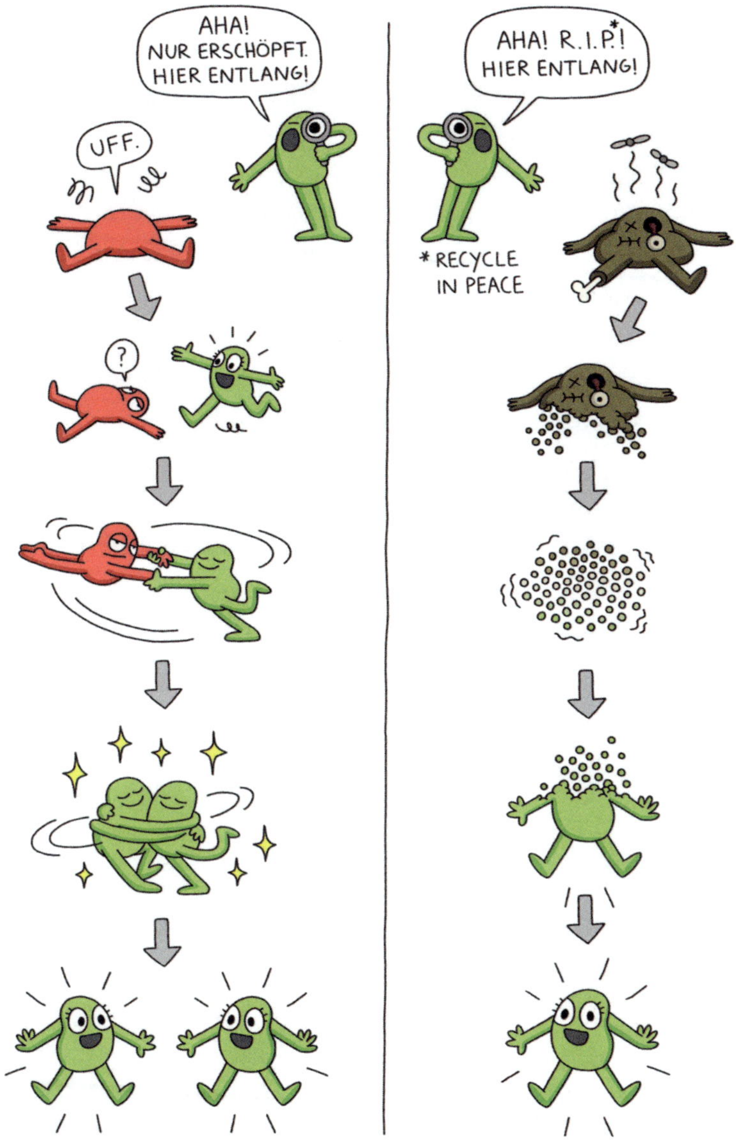

In der Qualitätskontrolle werden erschöpfte Mitochondrien identifiziert und mittels Fusion und Fission regeneriert (linke Seite)**. Sind die Mitochondrien irreversibel geschädigt, werden sie mittels Mitophagie verdaut, brauchbare Bestandteile recycelt und der Rest wird entsorgt** (rechte Seite)**.**

bevor sie sich dann wieder trennen (Fission). Passenderweise wird dieser Wechsel aus Fusion und Trennung zur Regenration in der Wissenschaft bildhaft als „Kiss and Run" bezeichnet.[35] Befinden sich hingegen in einem Mitochondrium nur eng begrenzte Schäden, können sie diese auch abtrennen, sodass der defekte Teil gezielt abgeteilt und danach isoliert, unschädlich gemacht und abgebaut werden kann. Dieser ununterbrochen ablaufende Reparatur- und Austauschprozess ist sowohl für die aktuelle Leistungsfähigkeit als auch für die langfristige Gesundheit wichtig. Ein Rückgang der mitochondrialen Qualitätskontrolle ist, das wissen wir inzwischen, mit einer Vielzahl von Erkrankungen assoziiert, von neurodegenerativen Krankheiten wie Parkinson bis zu Stoffwechselstörungen wie Typ-2-Diabetes und chronischen Herzkrankheiten[34] (mehr dazu ab S. 85). Andererseits können wir unseren Lebensstil gezielt dafür nutzen, nicht nur die Biogenese, sondern auch die Qualitätskontrolle der Mitochondrien zu unterstützen (mehr dazu ab S. 153).

Mitophagie hilft, wenn gar nichts mehr hilft

Wenn ein Mitochondrium zu stark beschädigt ist, um seine Funktion wiederherzustellen, kann es für die Zelle zu einer echten Belastung werden. Erst recht, wenn es in einer Zelle immer mehr dieser kaputten Mitochondrien gibt. Defekte Mitochondrien produzieren weniger ATP, können aber gleichzeitig vermehrt reaktive Sauerstoffspezies (Radikale) freisetzen oder fehlerhafte Signale an andere Mitochondrien und den Zellkern senden. Wenn daher in der Qualitätskontrolle derart geschädigte und schädliche Mitochondrien entdeckt werden, gibt es nur die Lösung, sie kontrolliert zu entsorgen, bevor sie größeren Schaden anrichten. Dieser Prozess heißt Mitophagie.[36]

Mitophagie ist eine spezielle Form der bekannteren Autophagie, ein zelluläres Entsorgungs- und Recyclingsystem. Während Autophagie überall in einer Zelle beschädigte Proteine, Zellbestandteile oder Zelltrümmer abbaut, richtet sich Mitophagie gezielt gegen Mitochondrien, die nicht mehr reparabel sind.

DEEP DIVE: Mitophagie

Mitophagie beginnt mit der eindeutigen Identifizierung in der Qualitätskontrolle: Mitochondrien, die ihre Funktion verlieren, zeigen Veränderungen im Membranpotenzial und in bestimmten Membranproteinen. Ein bekanntes Beispiel für ein solches Erkennungszeichen ist das Protein PINK1, das bei gesunden Mitochondrien auf der äußeren Membran kaum zu finden ist, sich bei defekten Mitochondrien jedoch in größerer Menge auf der Membran ansammelt. PINK1 führt zu einer kleinen Kettenreaktion, die die äußere Membran fast wie mit einem Textmarker hervorhebt. Diese Markierung gibt das Signal für die Aktivierung des zelleigenen Abbausystems. Einmal markiert, wird das Mitochondrium von einer doppellagigen Blase umschlossen, die Autophagosom heißt. Diese Blase verschmilzt anschließend mit einem enzymgefüllten Verdauungsbläschen namens Lysosom. Dort wird das Mitochondrium vollständig in seine molekularen Bestandteile zerlegt. Viele dieser Bausteine können zum Aufbau neuer und fitter Mitochondrien wiederverwendet werden, Unbrauchbares wird aus der Zelle hinausbefördert.[36]

Mitophagie ist auch ein Notfallprogramm für zelluläre Krisensituationen. In erster Linie läuft sie jedoch in gesunden Zellen ab, damit in jeder Körperzelle alte Mitochondrien fortlaufend durch neue, leistungsfähigere Einheiten ersetzt werden. Gerät auch dieser Prozess ins Stocken, häufen sich immer mehr defekte und für die Zelle schädliche Mitochondrien an. Die Folgen sind weitreichend und umfassen eine sinkende Energieproduktion, toxische Mengen an reaktiven Verbindungen mit einer krankhaften Zunahme oxidativer Schäden und fehlerhafter Signale der Mitochondrien, die das Gleichgewicht der Zelle aus dem Takt bringen können. Bei neurodegenerativen Erkrankungen wie Parkinson ist der Mechanismus der Mitophagie gestört. Veränderungen der oben bereits erwähnten Markierungen auf den Mitochondrienmembranen verhindern dann die effektive Entfernung schadhafter Mitochondrien.[37]

MITOCHONDRIEN zeichnen sich, wie wir bereits gesehen haben, durch ihre bemerkenswerte Effizienz innerhalb der einzelnen Zelle aus, ihre volle Kraft entfalten sie aber erst durch ihre zentrale Einbindung in sämtliche Stoffwechselwege des Organismus. Sie verbinden den stofflichen und den energetischen Aspekt des Stoffwechsels, indem sie Nährstoffe in biologisch nutzbare Energie umwandeln und umgekehrt Energie für den Aufbau neuer Stoffe und Strukturen bereitstellen.[13] Stoffwechsel ist daher eigentlich korrekterweise „Energie-Stoff-Wechsel“. Und genau darum geht es im nächsten Teil des Buches.

Teil II:
Der Stoffwechsel, die Bühne der Mitochondrien

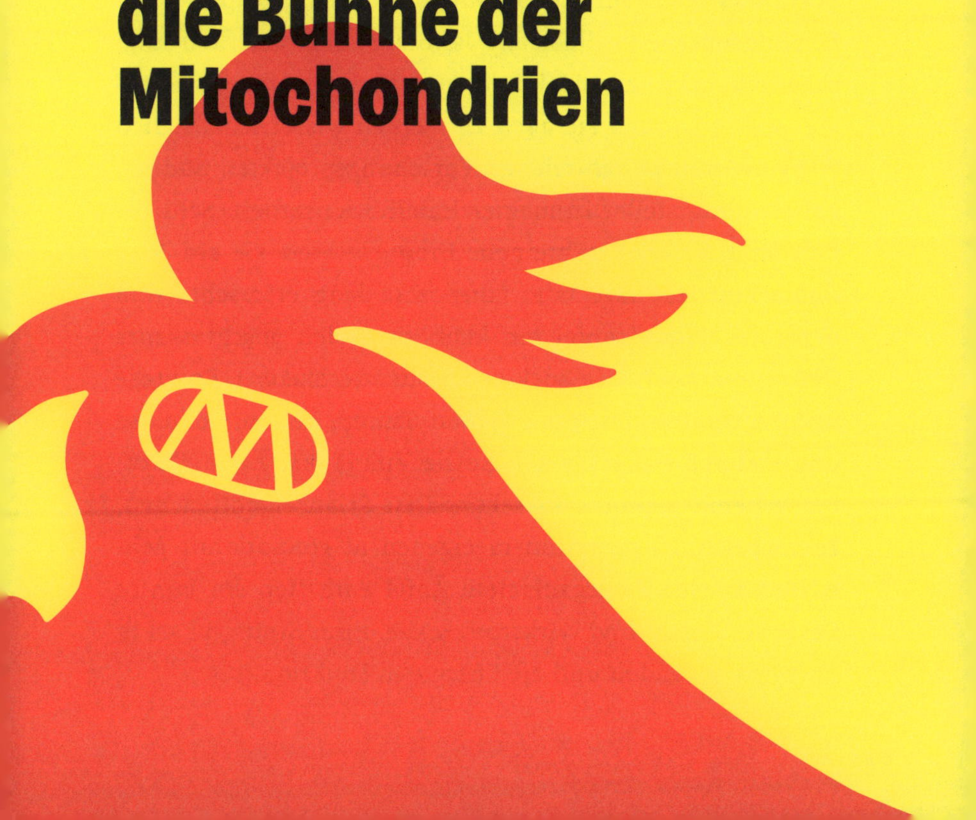

Kalorien können mehr

SCHON ALS ich ein kleiner Junge war, waren Äpfel mein Lieblingsobst. Ich liebe sie knackig, süß-säuerlich und natürlich habe ich sie immer mit Kerngehäuse gegessen. Viel später wurden sie auch zu meinen wissenschaftlichen Weggefährten in zahlreichen Forschungsprojekten und sogar Hauptdarsteller in meiner Habilitationsarbeit. Schließlich landeten sie in meinem Labor, wo ich sie am Max Rubner-Institut fast zwei Jahrzehnte lang erforschte und herausfand, dass Äpfel ein kleines, in sich geschlossenes Ökosystem sind: mit Zuckerprofilen aus Glukose, Fruktose und Saccharose, mit organischen Säuren, Pektin, Zellulose und anderen Ballaststoffen sowie Vitaminen, Mineralstoffen, einem Reichtum an sekundären Pflanzenstoffen und, kaum bekannt, sogar einem eigenen Mikrobiom aus Milliarden von Mikroorganismen: Äpfel enthalten ein buntes Paket an Signal- und Wirkstoffen, die unser Stoffwechsel in Energie verwandelt und die Energie in Funktion.[38]

Katabolismus: Energie durch Abbau

Wir können, wie wir bereits erfahren haben, Energie nicht essen oder trinken, weil sie erst in den Mitochondrien unserer Körperzellen entsteht. Sie benötigen dafür allerdings Brennstoffe. Für jede Bewegung, jeden Gedanken, jede Reparaturarbeit in unseren Zellen muss zuvor etwas Großes in kleinere Teile zerlegt werden, aus denen sich dann wiederum nutzbare Energie gewinnen lässt. Dieser Prozess heißt Katabolismus.[38]

Beim Katabolismus werden große Moleküle, wie die Kohlenhydrate aus Ballaststoffen, Fetten und Eiweißen, in kleinere Bausteine zerlegt, wobei jede Nährstoffklasse ihren eigenen Abbauweg besitzt. Kohlenhydrate werden über die Glykolyse zu Pyruvat abgebaut, das in den Mitochondrien weiterverarbeitet wird. Fette werden zu Glycerin und Fettsäuren zerlegt, wobei die Fettsäuren, nach der Beta-Oxidation und Weiterverabeitung im Citratzyklus, in der Atmungskette enorme Mengen ATP liefern (siehe S. 37). Eiweiße dienen nur im Ausnahmefall der Energiegewinnung, etwa bei Hunger oder starker Belastung, und erfordern einen aufwendigen Umbau, bevor sie als Brennstoff genutzt werden können.

Der Katabolismus ist damit ein ganzes Netzwerk aus verschiedenen Reaktionsschritten. Hormone wie Glukagon, Adrenalin oder Cortisol bestimmen dabei, welche Abbauwege gerade aktiv sind. Nach einer kohlenhydratreichen Mahlzeit wird für die Energiegewinnung bevorzugt Glukose verwendet, wohingegen beim Fasten oder Langzeit-Ausdauertraining unser Körper zunehmend auf die Fettverbrennung umschaltet.

Mitochondrien sind in diesem Kontext aber nicht nur Endstation und Empfängerinnen der Brennstoffe für die Energieproduktion. Einmal mehr sind sie die einfühlsamen Dirigentinnen, die über ihre sensible Sensorik „spüren", wie groß der Energiebedarf der Zelle gerade ist, und die Abbaugeschwindigkeit der Nährstoffe exakt an diesen Bedarf anpassen.

Anabolismus: Aufbau mit Energieeinsatz

Im sogenannten Anabolismus wird verfügbare ATP-Energie für Aufbauarbeiten verwendet. Dadurch entstehen neue Strukturen, die zu größeren Funktionseinheiten zusammengesetzt oder für die Reparatur von Zellen genutzt werden.[38] Der Anabolismus ist folglich darauf angewiesen, dass ausreichend Energie für diese Aufbauarbeiten zur Verfügung steht. Und genau diese Energie kommt, wie wir gelernt haben, von den Mitochondrien in Form von ATP.

Im Anabolismus werden mithilfe von ATP-Energie aus Aminosäuren neue Proteine aufgebaut, die als Enzyme, Struktur- oder Transportproteine wichtige Funktionen übernehmen. Auch Zellmembranen werden durch die Synthese von Lipiden ständig erneuert, besonders wenn Zellen wachsen oder sich teilen. Nach einer kohlenhydratreichen Mahlzeit wird überschüssige Glukose zunächst als Glykogen gespeichert und kann bei Bedarf auch in Fett umgewandelt werden. So arbeiten Auf- und Abbauprozesse im Stoffwechsel eng zusammen. Schließlich umfasst der Anabolismus auch die Reparatur und Erneuerung auf molekularer Ebene.

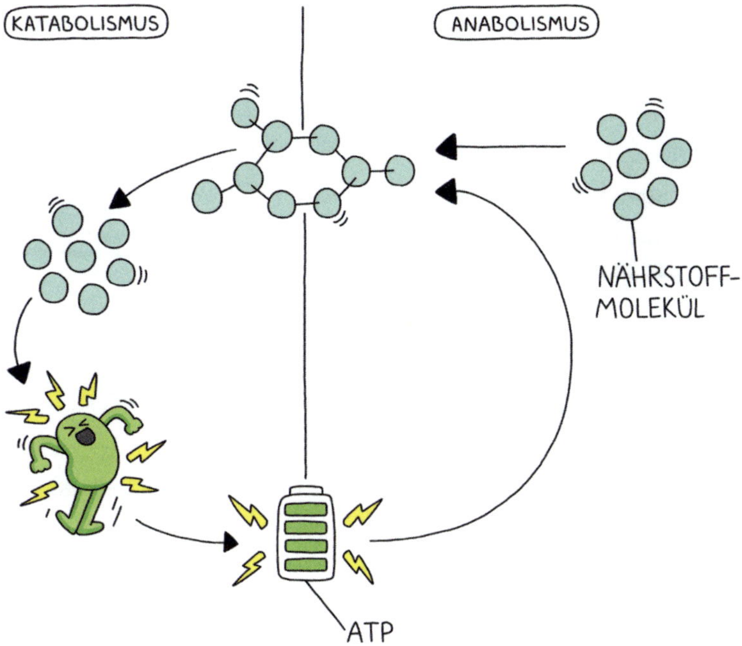

Im Katabolismus werden Nährstoffe in kleinere Einheiten zerlegt, um sie für die Energiegewinnung nutzen zu können. Der ATP-Akku wird dadurch geladen. Der Anabolismus verbraucht die Energie aus dem Akku, um Proteine und die Zellmembran aufzubauen und Reparaturen durchzuführen.

Ähnlich wie beim Katabolismus liegt die Steuerung des Anabolismus zu einem großen Teil in den Händen von Hormonen. Insulin ist einer der wichtigsten anabolen Signalstoffe, es fördert die Aufnahme von Glukose in die Zelle und aktiviert Enzyme für den Aufbau von Glykogen, Fett und Eiweiß. Etwas unbekanntere Hormone, wie das Wachstumshormon oder IGF-1, treiben den Gewebeaufbau an, während Sexualhormone wie Östrogen oder Testosteron den Erhalt von Muskel- und Knochensubstanz unterstützen. Schilddrüsenhormone wie Thyroxin und Trijodthyronin spielen ebenfalls eine wichtige Rolle, da sie den Grundumsatz und zahlreiche anabole Stoffwechselprozesse regulieren und wie eine Brücke zwischen Energieerzeugung (Katabolismus) und Stoffaufbau (Anabolismus) funktionieren. Umgekehrt bremsen Stresshormone wie Cortisol den Anabolismus, weil sie Energieträger lieber für kurzfristige Überlebensreaktionen freisetzen. Cortisol ist somit gleichzeitig Stress- und Stoffwechselhormon.[39, 40]

Um diese theoretischen Informationen zum Stoffwechsel einmal ganz lebensnah verständlich zu machen, möchte ich Sie nun in einen Apfel beißen lassen und Ihnen dabei erklären, wie vielseitig ein so simples Lebensmittel wie ein Apfel ver-(energie)stoffwechselt wird.

Die Stoffwechselreise des Apfels

Mit dem ersten genussvollen Biss in einen Apfel bricht das knackige Fruchtfleisch auf, Enzyme im Speichel berühren seine Oberfläche, und schon startet die wunderbare Biochemie des Stoffwechsels – und die Reise des Apfels durch den Körper.

Die Kohlenhydrate machen definitiv den größten Anteil des Apfels aus, es sind etwa 10 bis 15 Gramm pro 100 Gramm Frucht, vor allem in Form von Zucker, also von Glukose, Fruktose und Saccharose.[41] Sie sind der schnelle Brennstoff. Im Dünndarm werden sie rasch ins Blut aufgenommen. Der Blutzuckerspiegel steigt, Insulin öffnet die Tore der Zellen und die Glukose strömt hinein. Dort greift dann der Katabolismus ein. Glukose wird über die Glykolyse abgebaut, im

Citratzyklus weiterverarbeitet, und Elektronenträger werden bis in die Atmungskette der Mitochondrien geschleust, wo Energie als ATP entsteht (siehe S. 37). Aber nicht alles wird sofort verbrannt, denn ein Teil der Glukose dient bereits dem anabolen Aufbau. In der Leber und den Muskeln entsteht Glykogen als Speicherform für Zeiten des Energiebedarfs.

Der Apfel enthält zwar nur geringe Mengen an Eiweiß und Fett, sie werden im Stoffwechsel dennoch verwertet. Das Eiweiß in Form von Aminosäuren kann für den Aufbau und die Reparatur von Zellstrukturen genutzt werden, während der kleine Fettanteil als Ausgangsstoff für Zellmembranen und Signalmoleküle dient. Zur Energiegewinnung spielen beide Nährstoffe im Apfel eine untergeordnete Rolle.

Besonders spannend ist der Apfel hinsichtlich seiner Ballaststoffe. Ein Apfel enthält je nach Sorte und Reifegrad etwa 1,2 bis 1,5 Gramm Ballaststoffe pro 100 Gramm Frucht, die sich vor allem aus Pektin zusammensetzen. Sie passieren den Dünndarm weitgehend unverdaut und gelangen dann in den Dickdarm, wo das Mikrobiom ihre Verdauung übernimmt. Bakterien fermentieren die Pektinfasern und zerlegen sie in kurzkettige Fettsäuren mit zwei bis sechs Kohlenstoffatomen, hauptsächlich in Butyrat (C4), Propionat (C3) und Acetat (C2). Diese Moleküle sind wahre Multitalente. Katabol sind sie Brennstoff und Energieträger für die Zellen der Darmwand. Und in anabolen Stoffwechselwegen regulieren sie Gene, stärken die Darmbarriere und wirken systemisch bis in die Leber und ins Gehirn.[42, 43]

Neben den Makronährstoffen und Ballaststoffen enthält der Apfel auch ein buntes und wirksames Spektrum soge-

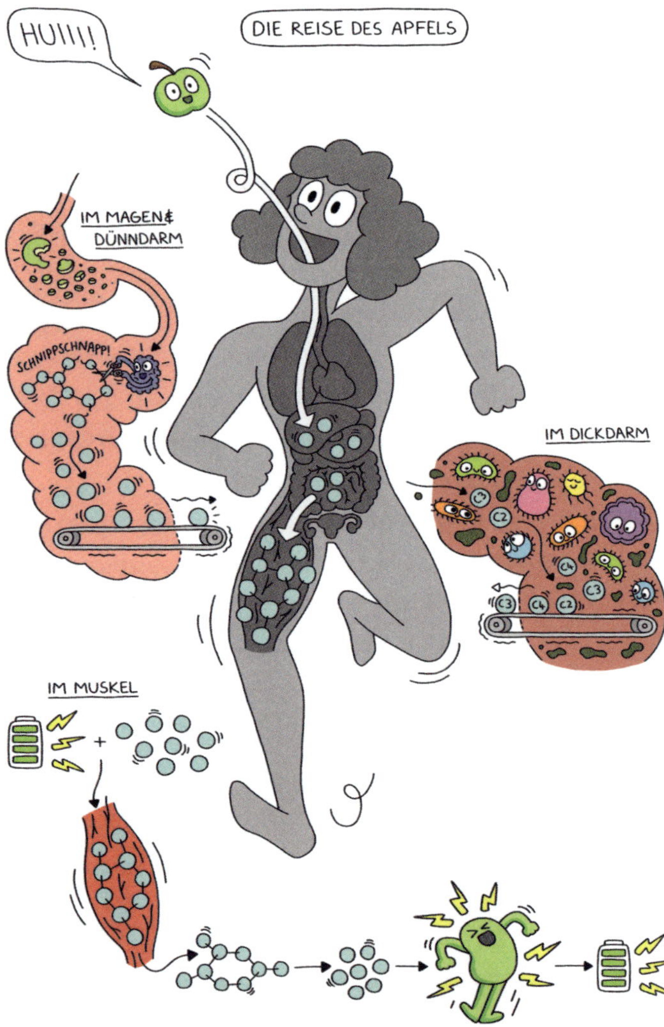

Vom Biss in den Apfel zur Energie: Im Magen und Dünndarm werden die Kohlenhydrate des Apfels durch Enzyme in Einfachzucker zerlegt und schnell ins Blut aufgenommen. Die Pektin-Ballaststoffe werden im Dickdarm zu kurzkettigen Fettsäuren fermentiert und ins Blut aufgenommen. Im Muskel sorgt das Zusammenspiel von Katabolismus, Anabolismus und Mitochondrien dafür, dass die aufgenommenen Nährstoffe für die Energieerzeugung bereitgestellt werden.

nannter sekundärer Pflanzenstoffe. Quercetin, Catechine, Epicatechine, Chlorogensäure und Phloridzin können im Organismus verschiedene biochemische Prozesse beeinflussen. Viele der Wirkmechanismen der genannten Pflanzenstoffe im Menschen sind allerdings noch nicht endgültig bewiesen, sondern meist nur in Modellsystemen untersucht. Wenn wir diese wichtige Einschränkung berücksichtigen, könnte Quercetin Entzündungsprozesse modulieren und Blutgefäße schützen, Chlorogensäure könnte den Zuckerstoffwechsel regulieren und Phloridzin den Zuckertransporter in Darm und Nieren hemmen und dadurch den Blutzuckerspiegel regulieren.[41]

Am Ende der Reise des Apfels gelangen aufbereitete Nährstoffe und Stoffwechselprodukte auch in unsere Zellen. Unsere Mitochondrien stehen in fast jedem Stoffwechselschritt als Energiewandler, Signalempfänger, -verarbeiter und -weiterleiter bereit, um die zentrale Rolle am Dirigentinnenpult zu übernehmen.

Damit landen wir bei der nächsten großen Frage: Wie genau kommunizieren Mitochondrien, unsere Zellen und unsere Organe eigentlich miteinander, um dieses komplexe Zusammenspiel im Stoffwechsel so exakt umzusetzen? Welche Sprache nutzen sie, um die Nährstofflage, den Energiestatus und sogar Signale aus unserer Umwelt zu erfassen und in adäquate Reaktionen zu übersetzen?

Kaffeeklatsch der Zellen

Wie Mitochondrien, Zellen und Organe sich gegenseitig bei Laune halten

Stellen wir uns mal kurz einen typischen Kaffeeklatsch am Sonntagnachmittag vor: Alte Freunde und Freundinnen sitzen zusammen, reden und schnattern durcheinander, hören aufmerksam zu und lachen gemeinsam. Definitiv kein langweiliger und einseitiger Monolog, sondern ein lebhafter Austausch voll emotionaler Resonanz und mit einem gemeinsamer Flow, der richtig Spaß macht. Mal laut und lebhaft und dann wieder tuschelnd und hinter vorgehaltener Hand.

Ganz ähnlich verlaufen Kommunikation und Informationsaustausch in unserem Körper. Zwar ohne Kaffeetassen, dafür aber mit Molekülen, elektrischen Signalen und Botenstoffen. Vielfältige Kommunikationswege ermöglichen es unserem Organismus, Funktion und Gesundheit aufrechtzuerhalten sowie als System angemessen auf Veränderungen zu reagieren. Einer der Begründer der modernen Physiologie, Walter B. Cannon, hat diese Fähigkeit unseres Körpers ehrfurchtsvoll und sehr treffend als „Wisdom of the Body", als Weisheit des Körpers, bezeichnet, die ihren Ursprung in smarten Regelkreisen und eben diesen Kommunikationsnetzwerken hat.[44]

Mitochondrien als soziales Netzwerk

Wenn wir in das Innere einer Zelle blicken, sehen wir ein regelrechtes Wimmelbild aus zellulären Stoffwechselprozessen: Mitochondrien als hervorragend vernetzte und hochkommunikative Zellorgane bewegen sich in den Zellen schnell und zielgerichtet fort, verbinden sich miteinander, tauschen Informationen aus und reagieren auf Signale aus ihrer Umgebung. Man kann sie sich wie Teilnehmerinnen eines komplexen sozialen Netzwerks vorstellen, die durch ihren ständigen Austausch den zellulären Stoffwechsel am Laufen halten.[45] Dieser Informationsaustausch erfolgt „multichannel" mit verschiedenen Kommunikationsmitteln: mit physischen, chemischen und elektrischen Signalen.[46–48]

Physisch tauschen Mitochondrien über sogenannte Nanotunnel und direkte Kontaktstellen Ionen, Signalmoleküle und Stoffwechselprodukte aus. Chemische und elektrische Signale, etwa reaktive Sauerstoffspezies und Calciumionen, dienen als präzise Botenstoffe, die den Energiezustand anzeigen und Anpassungsprozesse anstoßen, welche im gesamten Netzwerk der Mitochondrien einer Zelle syn-

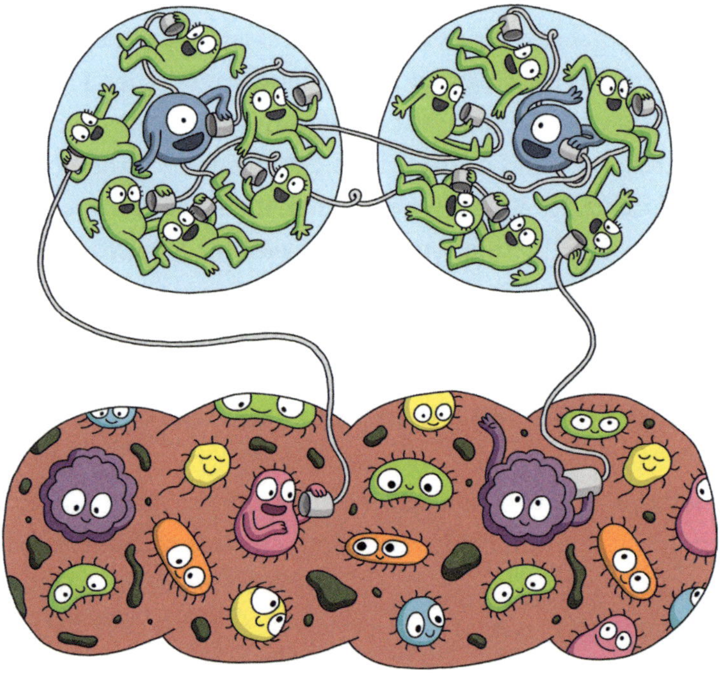

Mitochondrien kommunizieren innerhalb von und zwischen den Zellen miteinander und mit dem Zellkern. Ferner stehen sie in einem wechselseitigen Austausch mit dem Darmmikrobiom.

chronisiert ablaufen. Mitochondrien senden zudem ihre Stoffwechselprodukte als Signalstoffe in das Zellinnere, wo sie epigenetisch auf den Zellkern wirken und dort gezielt Gene aktivieren oder hemmen können. Diese Kommunikation zwischen Mitochondrien und Zellkern geschieht als eine Art bidirektionaler Dialog. Denn während die Mitochondrien dem Zellkern Rückmeldungen zum Energiestatus geben, steuert der Zellkern die mitochondriale Funktion über vielfältige Signalmoleküle. Zusätzlich setzen Mitochondrien hormonähnliche Signalstoffe (sogenannte Mitokine) frei, die nicht nur innerhalb der Zellen, sondern auch auf Organebene wirken und Regenerationsprozesse sowie die Energieflüsse im gesamten Organismus steuern.[45–50]

Die Mitochondrien „tratschen“ darüber hinaus intensiv mit dem Darmmikrobiom, wobei Stoffwechselprodukte des Mikrobioms, beispielsweise die erwähnten kurzkettigen Fettsäuren aus der Ballaststoffverarbeitung, die Mitochondrien erreichen und auf diese Weise die Energieproduktion und Entzündungshemmung in den Organen beeinflussen können. Im Gegenzug modulieren mitochondriale Signale die Zusammensetzung des Mikrobioms und begünstigen dadurch das selektive Wachstum bestimmter Darmbakterien. Folglich ist dieser dynamische Dialog zwischen Mitochondrien und Darmmikrobiom mitentscheidend für Gesundheit, Anpassungsfähigkeit und Gleichgewicht im gesamten Organismus.[51]

Das Zusammenspiel all dieser Kommunikationsformen macht die Mitochondrien zu einem vernetzten Informationssystem, das in der aktuellen Forschung als *Mitochondrial Information Processing System* (MIPS) bezeichnet wird. Dieses System sammelt eingehende Signale aus der Außenwelt und der Umgebung der Zelle, verarbeitet sie in Echtzeit und übersetzt sie in koordinierte Reaktionen der Zelle. Es funktioniert daher fast wie ein zelleigenes Betriebssystem, das Energiehaushalt, Zellschutz und Anpassung miteinander verbindet.[49, 50]

Diese enge Vernetzung der Mitochondrien hat aber nicht nur Vorteile, sondern auch eine Achillesferse. Denn sobald diese Kommunikation der Mitochondrien gestört ist, verliert das gesamte Netzwerk seine Synchronität. Einige Mitochondrien beginnen dann, übermäßig viele Radikale zu produzieren, senden fehlerhafte Signale in das Netzwerk und beeinträchtigen so dauerhaft ihre Nachbarn. Die Wissenschaft nennt das treffend den *Bad Apple Effect,* denn eine einzige dysfunktionale Mitochondriengruppe kann wie ein fauler Apfel die gesunden Nachbarn „anstecken" und den gesamten Zellstoffwechsel destabilisieren. Wenn diese Kettenreaktion überhandnimmt, können die Gegenmaßnahmen von Qualitätskontrolle und Mitophagie diese Entwicklung nicht mehr kompensieren.[45]

Umgekehrt zeigt sich jedoch, dass bei stabiler Kommunikation zwischen den Mitochondrien und ihren direkten Gesprächspartnern Ordnung im System entsteht.

Der Chor der Zellen

Wie bereits angedeutet kommunizieren Mitochondrien untereinander nicht isoliert in einer „geschlossenen Mitochondriengesellschaft". Ihre Signale fügen sich in ein viel größeres Kommunikationssystem der Zellen untereinander ein und erreichen sogar das Mikrobiom im Darm.[51, 52] Jede Körperzelle wiederum steht in Kontakt mit ihren Nachbarzellen und tauscht mit ihnen Informationen aus, vermittelt durch Hormone, elektrische Impulse und chemische Botenstoffe. Manchmal geschieht dieser Austausch zwischen den Zellen ganz direkt, etwa über sogenannte *Gap Junctions,* winzige Kanäle, die Zellen wie Brücken miteinander verbinden. Sie funktionieren nach einem ganz ähnlichen Prinzip wie das der Nanotunnel zwischen den einzelnen Mitochondrien.

Auf diese Weise synchronisieren Herzmuskelzellen beispielsweise ihre Kontraktionen im Millisekundentakt, und

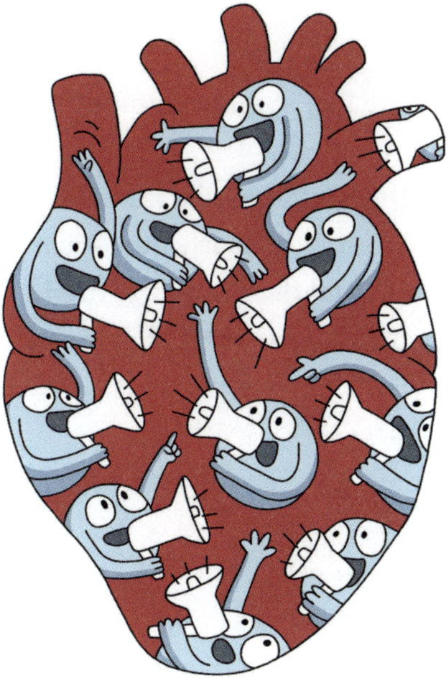

Zellen tauschen sich innerhalb eines Organs, aber auch über Organgrenzen hinweg mit unterschiedlichen Kommunikationsmitteln aus.

Nervenzellen im Gehirn können über große Hirnregionen hinweg synchronisierte Aktivitätsmuster erzeugen, indem sie sich rege über ihre spezifischen Kontaktstellen der Synapsen austauschen.[52]

Andere Zellarten, zum Beispiel Immunzellen oder Endothelzellen, die die Blutgefäße auskleiden, nutzen eine ganz besondere Form der Kommunikation. Sie geben sogenannte Exosomen ab. Das sind winzige Bläschen, die in ihrem Inneren verschiedene „Nachrichten" transportieren, etwa RNA-Moleküle, Proteine oder Stoffwechselprodukte.[53]

Auch Zellen agieren folglich nicht isoliert und stehen in einem ständigen Informationsaustausch mit ihrer Umgebung und sogar mit weit entfernten Bereichen im Organismus. Besonders im Immunsystem wird dieses Zusammenspiel über weite Distanzen und in Kooperation zwischen Mitochondrien und Zellen deutlich, wenn Mitochondrien Alarm schlagen und Entzündungsreaktionen auslösen, während andere Zellen gut synchronisiert in einer Immunreaktion regulierend eingreifen.[54]

Letztlich ist effiziente Zell-Zell-Kommunikation Ausdruck von Gesundheit, weil sie Energie spart, die Anpassungsfähigkeit aller Zellen erhöht und die Grundlage für die „Gespräche“ und das Zusammenspiel zwischen allen Organen bildet.

Organe im Gespräch

Wenn wir unseren Blick aus den Zellen und Geweben herauszoomen, sehen wir zunächst einmal hochspezialisierte und meist sehr komplexe Organe, die ihren Job jeweils für sich perfekt erledigen. Das Herz pumpt Blut, die Lunge tauscht Gase aus, die Leber stoffwechselt und speichert, Muskeln bewegen, der Darm verdaut und unser Gehirn steuert.

Aber dieser Eindruck isolierter Organspezialisten täuscht gewaltig, denn Organe sind nicht wahllos in unserem Körper zusammengestöpselte isolierte Maschinen, sondern äußerst aktive Mitglieder eines gut verdrahteten Organnetzwerkes. Ähnlich wie Mitochondrien und Zellen können auch sie über eigene und ganz unterschiedliche Kommunikationsmedien miteinander sprechen. Die Forschung der vergangenen Jahre bestätigt, dass praktisch alle Organe miteinander im regen Austausch stehen und ihre Funktionen dadurch auch systemisch abstimmen und harmonisieren können.[55, 56]

Die Sprache, mit der Organe kommunizieren, ist vielgestaltig: Ein zentrales Kommunikationsmittel sind die

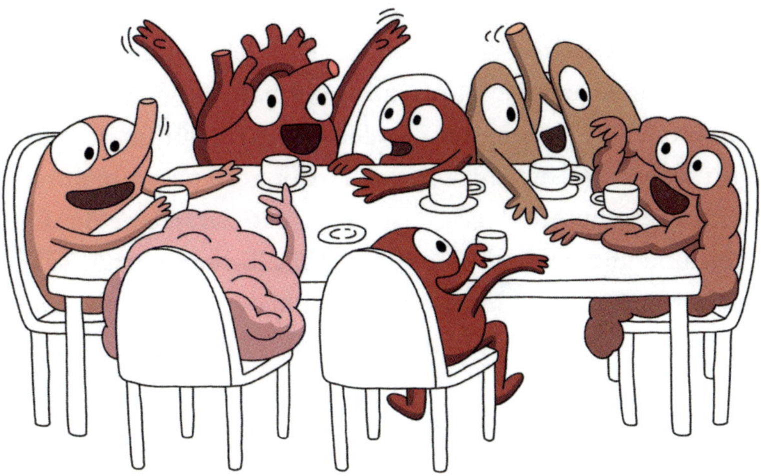

Praktisch alle Organe kommunizieren miteinander. Dafür nutzen sie Hormone, Nervenbahnen und eine Vielzahl verschiedener Signalstoffe.

bereits erwähnten Hormone. Diese Signalmoleküle reisen über das Blut und Körperflüssigkeiten durch den gesamten Körper und erreichen auf diese Weise alle Organe, die Zellen mit passenden Bindungsstellen, sogenannte Rezeptoren, besitzen. So meldet die Bauchspeicheldrüse mit Insulin an Leber, Muskel- und Fettgewebe, dass Zucker im Blut gesenkt und dafür in die Zellen eingeschleust werden soll. Der Insulin-Gegenspieler wiederum, das Bauchspeicheldrüsenhormon Glukagon, signalisiert bei einem zu niedrigen Blutzuckerspiegel, dass die Glykogenreserven in der Leber in Glukose umgewandelt (Katabolismus, siehe S. 61) und zum Auffüllen des Blutzuckerspiegels ans Blut abgegeben werden müssen. Die Schilddrüse reguliert mit Thyroxin den Grundumsatz und beeinflusst parallel dazu die Herzfrequenz, die Körpertemperatur und die generelle Stoffwechselaktivität. Und die Nebennieren schicken bei Stress Adrenalin und Cortisol, die Herz, Muskeln, Gehirn und Immunsystem gleichzeitig in Alarmbereitschaft versetzen. Diese hormonellen Botschaften werden nicht willkürlich irgendwie oder irgendwann versendet. Hormone werden durch fein abgestimmte Regelkreise, an denen zahlreiche Sensoren und meist auch mehrere Organe beteiligt sind, sehr gezielt gesteuert. Wieder einmal ein klarer Beleg dafür, wie wichtig die gute Kommunikation im Stoffwechsel für den Erhalt unserer Gesundheit ist.[57]

Es mag überraschen, dass auch die Muskulatur als Hormondrüse funktioniert und bei körperlicher Aktivität über 600 verschiedene hormonähnliche Botenstoffe namens Myokine produziert und ausschüttet, die dann eine Kommunikationsachse mit der Leber aufbauen und die Muskeln mit praktisch jedem Organ des Körpers koppeln. Myokine beeinflussen beispielsweise das Immunsystem, regen die Bildung neuer Nervenzellen im Gehirn an, schützen das Herz, unterstützen die Knochenbildung und wirken entzündungshemmend. Sie können sogar auf das Fettgewebe einwirken und dort den Stoffwechsel anregen.[58, 59]

Neben den genannten Hormonen spielt auch das Nervensystem eine mitentscheidende Rolle in der organübergreifenden Kommunikation. Elektrische Signale fließen in Millisekunden in jeden Winkel unseres Organismus, steuern Herzschlag, Verdauung, Atmung und sogar die Weitstellung der Pupille. Besonders der Vagusnerv verbindet als eine Art Standleitung das Gehirn mit allen inneren Organen.[60] Sehr eindrucksvoll zeigt sich die Beteiligung der Nervenbahnen an der organübergreifenden Kommunikation zwischen „Bauch und Kopf" in der sogenannten Darm-Hirn-Achse. Dort bauen gleich mehrere Kanäle parallel eine vielspurige Datenautobahn aus Nervenbahnen, Hormonen, Immunbotenstoffen und den zahllosen Signalstoffen des Darmmikrobioms. So produzieren Darmbakterien Substanzen, die in den Blutkreislauf gelangen, das Gehirn erreichen und dort unsere Stimmung und sogar unser Verhalten beeinflussen können. Umgekehrt verändert „Kopfstress" auch die Aktivität des Darms und die Zusammensetzung und Aktivitäten der Darmbakterien. Wer daher von „Schmetterlingen im Bauch" spricht oder davon, dass Stress auf den Magen schlägt, beschreibt in Alltagssprache das Ergebnis dieser wechselseitigen Organkommunikation.[61, 62]

WENN WIR NUN all diese Kommunikationsfäden zusammenflechten, wird sichtbar, dass unsere Organe keine isolierten Module sind, die zufällig im gleichen Körper stecken. Alle Organe sitzen am Tisch und haben laute und gleichberechtigte Stimmen. Und die Grundlage dieser organübergreifenden Kommunikation bildet das fein abgestimmte Zusammenspiel von Zellen und ihren Mitochondrien. Denn erst durch die ständige Interaktion zwischen all diesen Kommunikationsebenen können Informationen im Organismus schnell weitergeleitet, kann Energie bedarfsgerecht bereitgestellt und können Anpassungsprozesse für den gesamten Körper koordiniert werden.

Gesundheit und Leistungsfähigkeit sind daher auch das Ergebnis einer guten Kommunikation innerhalb des Stoffwechsels. Wenn die Kommunikation im Netzwerk stockt, entstehen Krankheiten. Deshalb muss ein vitaler Stoffwechsel dynamisch und anpassungsfähig sein, denn die Bedingungen nicht nur innerhalb des Organismus, sondern auch in unserem Umfeld können sich schnell ändern.

Flexibel ist das neue Gesund

In der Natur ist Starrheit selten ein Erfolgsrezept. Ein Baum, der sich im Sturm nicht biegt, bricht. Ein Tier, das sich nicht an seine Umgebung anpassen kann, wird nicht überleben. Besonders der Bambus steht in Asien seit Jahrhunderten als Symbol für Stärke durch Nachgiebigkeit. Er ist leicht und gleichzeitig zäh und biegsam, bleibt dabei aber sehr stabil. Selbst im stärksten Wind neigt er sich, ohne zu brechen und richtet sich danach wieder auf. Das Geheimnis seiner Stärke liegt in seiner großen Flexibilität.

Genau dieses Prinzip gilt auch für uns Menschen. Unser Körper ist kein starres System, sondern ein dynamisches Netzwerk aus Billionen von Zellen, die ständig Signale austauschen, Energie umverteilen und Strukturen anpassen. In jeder Sekunde verändern sich Herzfrequenz, Blutdruck, Temperatur, Stoffwechselrate, Hormonspiegel. Stabilität entsteht durch ununterbrochene, fein abgestimmte Steuerung von Anpassungsreaktionen. Wenn diese Flexibilität jedoch verloren geht, kippt das System. Dann reagiert der Stoffwechsel träge, die Energieversorgung wird ungenau, Regenerationsprozesse verzögern sich. Statt Elastizität entstehen Reibung und biologische Abnutzung – und daraus chronischer Stress, Entzündungen sowie beschleunigte Alterung. Von diesen Konsequenzen betroffen sind Zellen ebenso wie Organe oder komplexe Systeme wie Hormon-, Nerven- oder Immunsystem.[63]

Flexibilität ist definitiv Teil unserer Überlebensstrategie. Sie entscheidet darüber, ob Organismen auf wechselnde Umweltbedingungen wie Temperaturschwankungen, Nährstoffangebot oder Belastung stabil reagieren können.

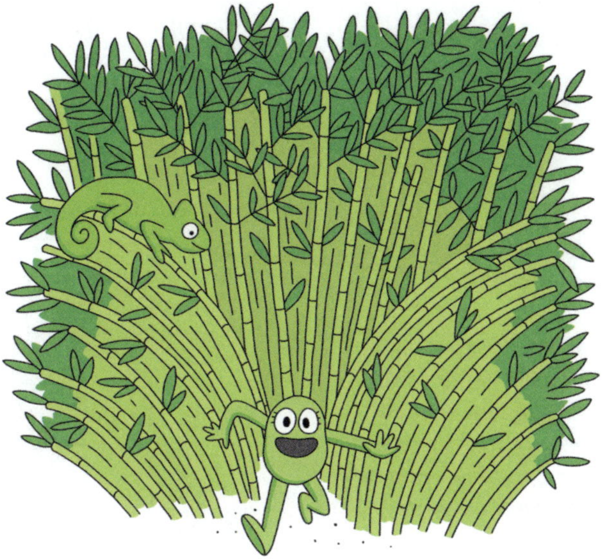

Wichtige Kennzeichen für Gesundheit und einen vitalen Stoffwechsel sind Flexibilität und die Fähigkeit, sich wie Bambus (oder ein Chamäleon) schnell an neue Bedingungen anpassen zu können.

Auf zellulärer Ebene übernehmen Mitochondrien dabei eine zentrale Rolle. Sie sind nicht nur Regulatoren, Sensoren und Vermittler zwischen Zellstoffwechsel, Hormon-, Nerven- und Immunsystem. Ihre Leistungsfähigkeit hängt auch von ihrer Anpassungsfähigkeit an die unterschiedlichen Brennstoffe ab. Man bezeichnet diese Fähigkeit als metabolische Flexibilität.[64]

Ein anschauliches Bild für diese Eigenschaften der Mitochondrien ist ein Jongleur, der mehrere Bälle gleichzeitig in der Luft hält, schnell auf minimale Veränderungen im Rhythmus reagiert, indem er seine Bewegungen laufend anpasst. So in etwa agieren auch die Mitochondrien. Die „Bälle“ der Mitochondrien sind die unterschiedlichen Brenn-

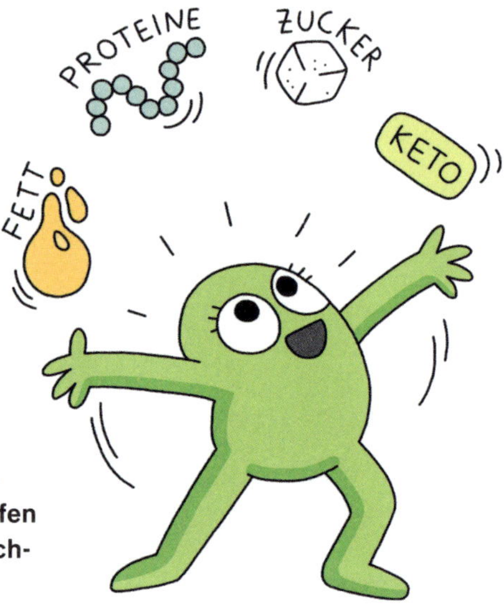

Die metabolische Flexibilität ist ein Kennzeichen für fitte Mitochondrien, die je nach Stoffwechsellage schnell zwischen verschiedenen Rohstoffen für die Energieproduktion wechseln können.

stoffe, die sie zur Energieerzeugung zur Verfügung haben: Glukose, Fettsäuren, Aminosäuren und Ketonkörper. Ein gesunder Stoffwechsel kann all diese Energieträger flexibel einsetzen und wechselt auch schnell, je nach Bedarf und physiologischem Kontext. Wird etwa kurzfristig eine große Menge Energie benötigt, wie bei geistiger Konzentration oder schneller Muskelarbeit, bevorzugen Zellen meist die schnell und leicht verfügbare Glukose. Bei längerer, gleichmäßiger Aktivität schwenkt der Stoffwechsel dann gern auf Fettsäuren um. Und in Fastenphasen entstehen Ketonkörper, die insbesondere Gehirn, Muskeln und dem Herz als alternative Energiequelle dienen.[64]

Diese Fähigkeit, zwischen Energieträgern zu wechseln, ist ein Kennzeichen metabolischer Gesundheit und somit tragende Säule der Stoffwechselgesundheit. Verliert der Stoffwechsel diese Flexibilität, entstehen Symptome, die viele Menschen aus dem Alltag kennen: Müdigkeit oder sogar dauerhafte Energietiefs und chronische Erschöpfung. In Folge bleiben die Mitochondrien dann meist im Modus der kontinuierlichen Glukoseverbrennung gefangen, die dauerhaft immer öfter ohne Sauerstoff und außerhalb der Mitochondrien abläuft. Fettreserven werden nicht mehr optimal mobilisiert und wachsen stetig, anstatt für die Energieerzeugung genutzt zu werden. Auch der Insulinspiegel bleibt wegen abnehmender Rezeptorempfindlichkeit dauerhaft erhöht, und die Zellen verlieren ihre Fähigkeit, metabolisch flexibel auf Veränderungen in der Nährstoffzufuhr zu reagieren.[64]

Diese Flexibilität bezieht sich nicht nur auf die Nährstoffe, sondern betrifft die Anpassungsfähigkeit gegenüber jeglichen Stressoren. Der sogenannte *Cellular stress response* (CSR), die zelluläre Stressantwort, sorgt dafür, dass Zellen – und mit ihnen der gesamte Organismus – auf äußere oder innere Reize wie Hitze, Kälte, Sauerstoffmangel, Nährstoffschwankungen oder auch auf psychischen Stress kontrolliert und dem Reiz angemessen reagieren können. Mitochondrien agieren im Kontext der Stressantwort in unseren Zellen als Frühwarnsystem, weil sie aufgrund ihrer zentralen Rolle in praktisch allen Kommunikationsnetzwerken besonders empfindlich für Veränderungen im inneren Milieu sind. Dadurch ermöglichen sie es dem Körper, Gefahren für das Stoffwechselsystem rechtzeitig zu erkennen und gegenzusteuern, bevor ernsthafter Schaden entsteht.[65]

Auch thermische und strukturelle Flexibilität sind Teil der Anpassungsleistung des Stoffwechsels. Mitochondrien regulieren nicht nur die Energie-, sondern auch die Wärmeproduktion, besonders im braunen Fettgewebe. Das braune

Fettgewebe zeichnet sich durch eine extrem hohe Dichte an Mitochondrien aus, in denen der Elektronenfluss in der Atmungskette von der Energieerzeugung entkoppelt ist. Dadurch kann gezielt Wärme erzeugt werden. Wiederholte Kältereize wie kaltes Duschen oder Eisbäder können diesen Mechanismus trainieren und die Bildung von neuem braunem Fettgewebe fördern. Dadurch verbessert der Körper insgesamt seine Stoffwechselgesundheit und Anpassungsfähigkeit an Temperaturschwankungen, was zu einer verbesserten Wärmeregulation führen kann.[66]

Und schließlich reagieren Mitochondrien auch auf mechanische Reize wie Muskelspannung oder Druck. Wie bereits erwähnt verschmelzen sie als Reaktion auf vermehrte Muskelaktivität zu größeren Netzwerken, um mehr Energie bereitzustellen. In Ruhe teilen sie sich dann wieder in kleinere Einheiten, die auf Reparatur und Regeneration spezialisiert sind.[67]

Gesundheit entsteht also durch die flexible Zusammenarbeit und Kommunikation aller Systeme im Körper.

Der Mensch als adaptives Kommunikationssystem

Diese Verschachtelung beschreibt die wissenschaftliche Disziplin der Netzwerkphysiologie, angefangen von molekularen Signalwegen über Zellverbände bis hin zu Organen, dem gesamten Organismus und sogar Verhaltensmustern, die alle eng miteinander verknüpft sind. Man kann sie als ineinander verschachtelt bezeichnen, ähnlich wie die berühmten Babuschka-Puppen.[68]

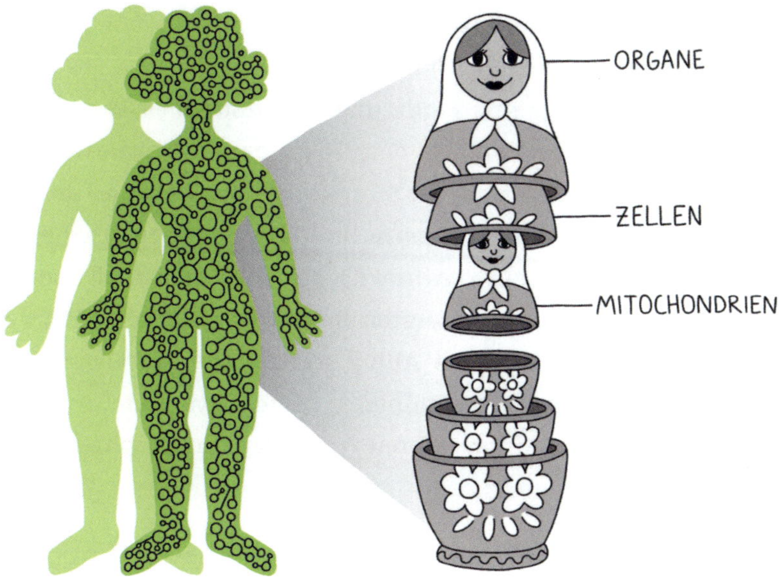

Der Mensch ist ein Netzwerk aus Netzwerken, die jeweils rege miteinander kommunizieren. Wie Babuschka-Puppen sind diese Netzwerke ineinander verschachtelt. Die Kommunikation läuft auch zwischen den einzelnen Ebenen ab, denn sie steuern einander und können von unserer Umwelt und dem Lebensstil beeinflusst werden.

Störungen auf einer der Ebenen können Auswirkungen auf das gesamte System haben. Ein ganzheitliches Verständnis für den Zusammenhang von Gesundheit mit der Anpassungsfähigkeit der Netzwerke in unserem Stoffwechsel ist daher von großer Bedeutung.[68]

Mit diesem wissenschaftlich verankerten Systemverständnis bekommen wir nun auch eine ganz andere Sichtweise von Gesundheit und Krankheit. Denn statt Organe isoliert zu betrachten, geht es hier um die Stoffwechsel- und Kommunikationsflüsse im gesamten „System Mensch". Sind Signalwege überlastet? Kommen Schutzprogramme rechtzeitig in Gang? Ist die Rückmeldung aus den Mitochondrien an den Zellkern präzise?

Für die Pflege und Förderung der Gesundheit bedeutet dieses Systemverständnis, den Takt, den Rhythmus, die Qualität und das Timing der Stoffwechselprozesse und ihrer Selbstregulation zu verbessern, ihre Flexibilität zu erhalten oder wieder zurückzugewinnen, um die Robustheit und Widerstandskraft des gesamten Systems zu stärken. Allerdings gibt es in unserem Alltag starke Gegenspieler einer guten Stoffwechselgesundheit: „Energievampire", die unsere Mitochondrien stören und dauerhaft schädigen können.

Teil III:
Mitochondrien im Burnout

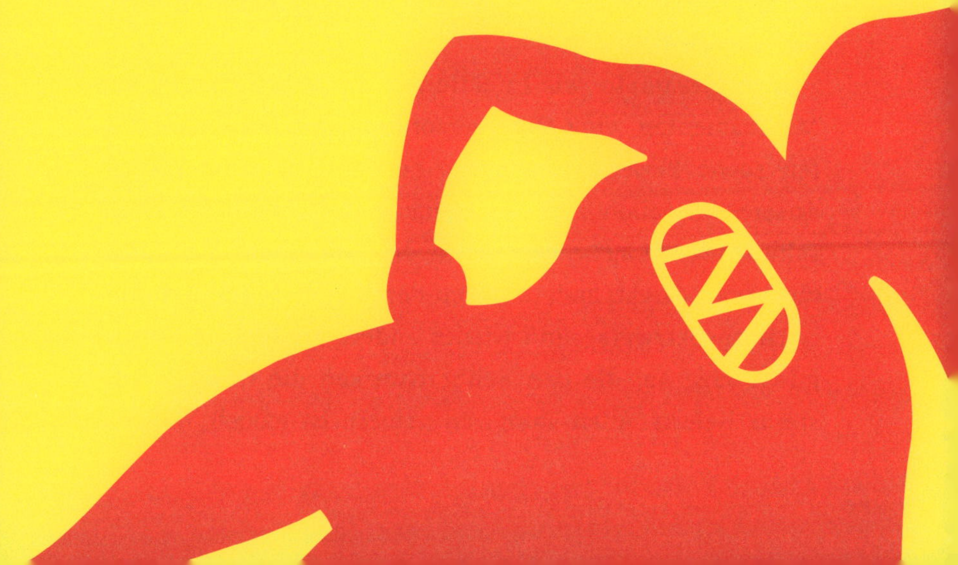

Energievampire des Alltags

ENERGIEVAMPIRE schleichen sich immer öfter in unseren modernen Lebenswandel, ohne sich vorher anzumelden. Das Heimtückische an diesen Kerlen ist, dass sie nicht plötzlich und dramatisch zuschlagen. Sie entziehen uns fast unbemerkt die Kraft und rauben uns Tag für Tag kleine Portionen Energie, bis wir irgendwann feststellen, dass uns die nötige Power für den Alltag fehlt und Erschöpfung unser täglicher Begleiter ist.

Energievampire wie Infektionen, die Nebenwirkung von Medikamenten, eine Unterversorgung mit Mikronährstoffen sowie Bewegungsmangel und Fehlernährung können unsere Mitochondrien auf ganz unterschiedliche Weise schwächen. Manche sabotieren die Funktionen der Mitochondrien direkt, andere stören deren Signal- und Kommunikationsnetzwerke und wieder andere greifen die Versorgungswege an, die den Zellkraftwerken die nötigen Bausteine liefern. Allen Vampiren gemein ist jedoch, dass sie am Ende das komplexe Zusammenspiel aus Energieproduktion, Stoffwechsel, Kommunikation und Anpassungsfähigkeit des Gesamtsystems aus dem Gleichgewicht bringen. Wenn diese Entwicklung dann auch noch länger anhält, beginnt eine energieraubende Abwärtsspirale. Die Mitochondrien verlieren immer mehr Performance in ihrer anspruchsvollen Dirigentinnen-Rolle. Signale, die Stoffwechselwege eigentlich präzise regulieren sollten, kommen zu spät oder in falscher Intensität. Reparaturprogramme werden nicht rechtzeitig aktiviert oder Zellen verarbeiten Nährstoffe nicht mehr optimal und sogar Organe geraten aus ihrer feinen Abstimmung.[69]

Die Symptome, die daraus entstehen, sind so vielfältig wie die Funktionen der betroffenen Organe und Systeme in unserem Körper. Manche Menschen spüren anhaltende Erschöpfung, selbst nach eigentlich ausreichendem Schlaf. Andere bemerken eine sinkende Belastbarkeit oder erhöhte Gereiztheit bei körperlicher oder geistiger Anstrengung. Wieder andere entwickeln diffuse Beschwerden wie Konzentrationsprobleme, Muskelschwäche, Stimmungsschwankungen, erhöhte Infektanfälligkeit, eine ungewohnte Gewichtszunahme oder ungewohnte Kälteempfindlichkeit. Um kein Missverständnis entstehen zu lassen: Kein einzelnes dieser Symptome „beweist" eine mitochondriale Beteiligung. Aber ihr gemeinsamer Nenner ist nicht selten eine schleichend sinkende Systemleistung im Energiestoffwechsel.[69]

Das Tückische an den Energievampiren ist übrigens, dass sie selten einzeln auftreten. Eine chronische Infektion fordert das Immunsystem permanent, während die dagegen eingenommenen Medikamente die Enzyme der Atmungs-

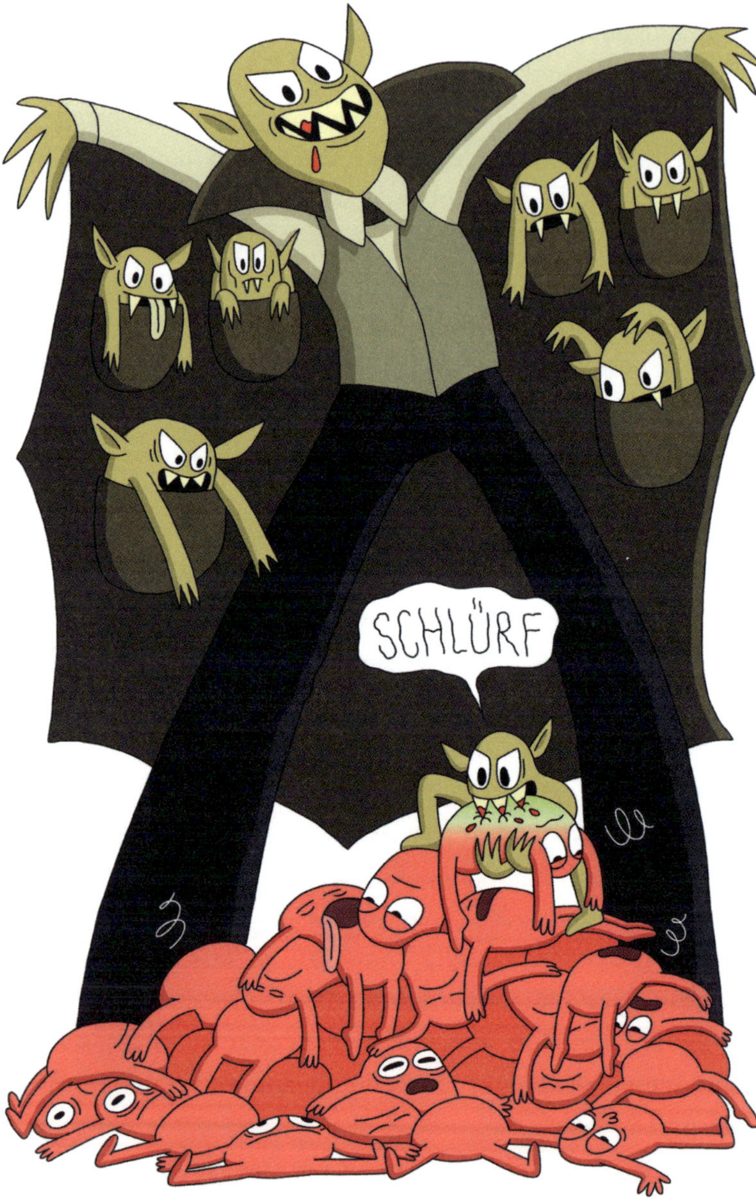

In unserem Alltag verstecken sich zahlreiche „Energievampire", die unsere Mitochondrien aussaugen, uns erschöpfen und sogar krank machen können. Der größte Energievampir ist chronischer Stress.

kette blockieren können. Parallel dazu sorgt der fehlende Appetit für eine Nährstoffunterversorgung und zu wenig Bewegung reduziert die Fähigkeit zur mitochondrialen Regeneration noch zusätzlich. Jede einzelne dieser Belastungen könnte vielleicht noch kompensiert werden, aber in Kombination entsteht eine Dauerbelastung, die die Mitochondrien immer mehr schwächt.

Dass Energievampire lange Zeit unerkannt bleiben, erklärt, warum wir die Auswirkungen ihrer „Arbeit" häufig nicht direkt als Krankheit wahrnehmen. Stattdessen machen sich viele verschiedene Beschwerden bemerkbar, die sich über Jahre hinweg verteilen können. Mein Anliegen ist es, ein Bewusstsein dafür zu schaffen, wie wichtig es ist, diese unsichtbaren Energieräuber im Alltag zu erkennen und zu verstehen, welche Prozesse sie in unserem Körper beeinflussen. Mit diesem Wissen lassen sich gezielt Strategien entwickeln, die unsere Mitochondrien schützen und unterstützen. So können sie ihre zentrale Rolle für unseren Stoffwechsel wieder optimal ausfüllen.

Im Folgenden werden wir die wichtigsten Energievampire genauer unter die Lupe nehmen.

Der infektiöse Energievampir

Eine akute Infektion kennt jede und jeder: Halskratzen, Fieber, Gliederschmerzen sind die Anzeichen dafür, dass das Immunsystem alle Kräfte hochfährt, um schädliche Eindringlinge schnell zu identifizieren und wieder loszuwerden. Wir fühlen uns müde, appetitlos und meist auch völlig kraftlos. Dass wir in dieser Zeit weniger Energie für alltäg-

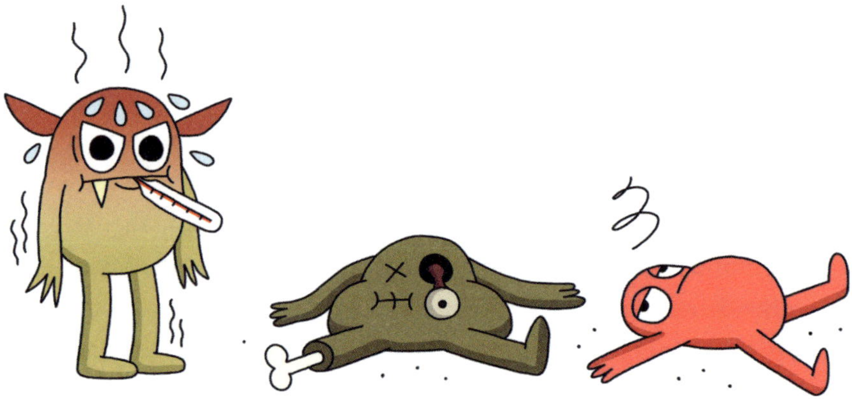

Infektionserreger als Energievampire können Mitochondrien sowohl in einer akuten Infektion als auch in chronischen Krankheitsverläufen schädigen und ihre Regeneration verhindern.

liche Dinge haben, ist ein sehr smarter Move des Organismus. Denn der normale Alltagsbetrieb der Mitochondrien in vielen Organen außerhalb des Immunsystems muss zugunsten der Immunantwort gedrosselt werden.[70]

Das Immunsystem verschlingt enorme Mengen Energie, um Abwehrzellen zu aktivieren, Antikörper zu produzieren und befallene Zellen zu zerstören. Gerade die Mitochondrien in Immunzellen arbeiten dann auf Hochtouren – und dies oft unter erschwerten Bedingungen. Denn gleichzeitig steigt die Körpertemperatur, die Sauerstoffverfügbarkeit kann schwanken, wenn auch die Atemwege vom Infekt betroffen sind, und es werden vermehrt reaktive Sauerstoffverbindungen (ROS oder Radikale) produziert, um Erreger gezielt abzutöten. Ist der Infekt schnell beseitigt, kehrt das Immunsystem in den Normalzustand zurück und die Mitochondrien können sich erholen.[70]

Das Problem beginnt jedoch, wenn dieser Abwehrmodus nicht mehr abschaltet. Bei chronischen Infektionen, „stillen" Entzündungen oder einer Persistenz der Infektionskeime, etwa bei Epstein-Barr-, Herpes- oder Borrelieninfektionen, verschwinden die Erreger nicht aus dem Körper und das Immunsystem bleibt in dauerhafter Alarmbereitschaft. Für die Mitochondrien bedeutet das natürlich enormen Dauerstress. Statt zwischen intensiver Abwehr und erholsamer Regeneration wechseln zu können, müssen sie permanent hohe Leistungen erbringen, ohne die Gelegenheit zur vollständigen Erholung. Das Immunsystem fordert die Mitochondrien nicht nur mit einer sehr hohen Energieproduktion, zusätzlich schütten Immunzellen für eine koordinierte Immunantwort auch Zytokine aus, Signalmoleküle, die Auswirkungen auf die Atmungskette haben und zu einer vermehrten Bildung reaktiver Sauerstoffspezies führen, was die Mitochondrien zusätzlich strapaziert.[70]

Treten besonders schwere chronische Symptome auf, werden die Fälle dem sogenannten postakuten Infektionssyndrom zugeordnet. Nach einer überstandenen akuten Infektion, ob Pfeiffersches Drüsenfieber, Grippe oder auch COVID-19, berichten chronisch Betroffene über anhaltende und schwere Erschöpfung, Muskelschwäche und „Gehirnnebel". Auch hier sind geschwächte Mitochondrien mitbeteiligt, denn persistierende Entzündungsherde, die nicht vollständig abgeklungene Immunaktivität, die sich mit Autoantikörpern sogar gegen eigene Körperzellen richten kann und diese schädigt, halten sie in Dauerbetrieb und schränken ihre Fitness immer mehr ein.[71, 72]

Für die Dirigentinnen-Funktion unserer Mitochondrien sind solche Dauerbelastungen fatal. Bleiben zu viele Mitochondrien im „Notfallmodus" hängen, sinkt ihre Fähigkeit zur feinen Steuerung von Stoffwechselwegen, regenerierenden Reparaturmechanismen und adaptiver Zellkommunikation, was dauerhaft nicht nur für die Mitochondrien, sondern für den gesamten Organismus erschöpfend wirkt.

Langfristig kann eine chronische Überlastung der Mitochondrien durch infektiöse Energievampire auch die Ursache für Folgeerkrankungen sein. Insbesondere Autoimmunerkrankungen, Stoffwechselstörungen und neurodegenerative Prozesse werden mit einer infektionsbedingten chronischen mitochondrialen Dysfunktion in Verbindung gebracht.[71]

Das Ziel darf daher nicht ausschließlich sein, den akuten Infekt zu überstehen, sondern nach der Akutphase auch die vollständige Erholung der Mitochondrien zu ermöglichen. Dazu gehören neben der gezielten Behandlung der Ursache Strategien, die Entzündungsprozesse sanft herunterregulieren, Mikronährstoffdepots auffüllen sowie Regenerationsprozesse fördern.

Infektionen sind in diesem Sinne der Prototyp eines Energievampirs, denn sie zeigen in Reinform, wie externe Stressoren unsere inneren Kraftwerke in einen belastenden und letztlich in Erschöpfung mündenden Dauerbetrieb zwingen können. Aber auch andere Einflussfaktoren aus ganz unterschiedlichen Lebensbereichen können ähnlich energiesaugend wirken.

Arzneimittel – Helfer und Energievampire

Lassen Sie mich zu Beginn etwas klarstellen: Medikamente sind in vielen Situationen unverzichtbar. Sie lindern

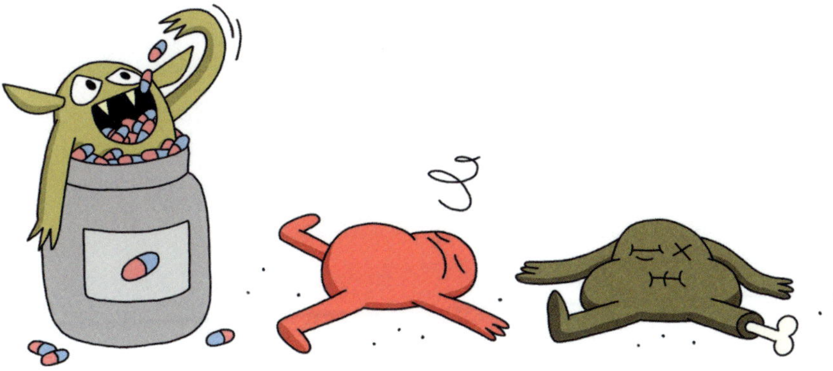

Arzneimittel sind nützlich, können als Energievampire aber auch Nebenwirkungen haben und eine Schädigung der Mitochondrien verursachen.

Schmerzen, bekämpfen Infektionen, senken Blutdruck oder Cholesterin, stabilisieren den Herzrhythmus. Aber die für unsere Gesundheit so hilfreichen Präparate können auf der Ebene der Mitochondrien auch Schaden anrichten.

Dass Arzneimittel Nebenwirkungen haben, ist für die meisten von uns keine Überraschung. Sie stehen ja ausführlich im Beipacktext. Weniger bewusst ist uns sicherlich, dass ein Teil dieser Nebenwirkungen direkt oder indirekt auf eine Beeinträchtigung der mitochondrialen Funktion zurückgehen kann. Mittlerweile sind zahlreiche arzneimittelbasierte Substanzen beschrieben, die Mitochondrienfunktionen in allen Bereichen des Stoffwechsels stören und auch dauerhaft schädigen können.[73]

Es ist sogar eine entsprechende Datenbank (www.mitotox.org) aufgebaut worden, die laufend aktualisiert wird und weit verbreitete Wirkstoffgruppen gelistet hat, wie bestimmte Antibiotika, Antidepressiva, Protonenpumpenhemmer gegen Sodbrennen, die Gruppe der cholesterinsenkenden Statine oder nichtsteroidale Schmerzmittel, zu denen Ibuprofen, Paracetamol oder Acetylsalicylsäure gehören. Wichtig ist, darauf hinzuweisen, dass die mitochondriale Hemmwirkung je nach Substanz, Dosierung und individueller Empfindlichkeit unterschiedlich stark ausgeprägt sein kann.

AUCH DIE MECHANISMEN, mit denen diese Medikamente die Mitochondrien hemmen, sind vielfältig. Manche Präparate blockieren gezielt Enzyme der Atmungskette, andere entkoppeln die oxidative Phosphorylierung von der Energieproduktion, verhindern die Beta-Oxidation von Fettsäuren oder schädigen die mitochondrialen Membranen durch Lipidperoxidation. Einige Medikamente beeinträchtigen die Mitochondrien, indem sie den antioxidativen Schutz schwächen, den Calciumhaushalt der Zellen stören, die ATP-Synthese direkt hemmen oder die Neubildung von Mitochondrien mittels Biogenese erschweren.

Wieder andere verursachen einen Verlust von mitochondrialer DNA, sodass die Baupläne für zentrale Enzyme fehlen und den Mitochondrien die „Ersatzteile“ ausgehen. Besonders heikel waren Fälle, bei denen die mitochondriale Toxizität so gravierend war, dass sie zum Entzug der Zulassung und zum Marktrückzug der Präparate führte.[74]

Auch heute noch werden Medikamente zugelassen, ohne dass ihre Nebenwirkung auf Mitochondrien systematisch geprüft wird. Dabei können die Folgen einer Nebenwirkung mit arzneimittelbedingter Mitochondrienschädigung den menschlichen Energiestoffwechsel und somit auch die Funktion ganz unterschiedlicher Organe beeinträchtigen. Eine Übersichtstabelle zu solchen Medikamenten finden Sie ab S. 96.

Ich möchte an dieser Stelle nur einige ausgewählte mitochondriale Nebenwirkungen aufführen, die am Markt befindliche Arzneimittel besitzen: Statine hemmen als Hauptwirkung einen frühen Schritt in der körpereigenen Cholesterinsynthese, um den LDL-Cholesterinspiegel im Blut zu senken. Ein erhöhter LDL-Cholesterinspiegel im Blut gilt als bedeutender Risikofaktor für die Entstehung von Arteriosklerose, die das Risiko für Herz-Kreislauf-Erkrankungen wie Herzinfarkt oder Schlaganfall erhöht. Neben dieser gewollten Wirkung blockieren Statine aber auch die Bildung von Coenzym Q10 oder Selenproteinen, die für den reibungslosen Ablauf der Atmungskette oder für den antioxidativen Schutz und die Regeneration der Muskulatur unverzichtbar sind. Die Folgen sind eine reduzierte ATP-Produktion wegen eingeschränkt arbeitender Atmungskette und im Extremfall schwerwiegende Muskelschäden (Myopathie). Dies ist besonders relevant für Menschen, die Statine langfristig oder in höheren Dosierungen einnehmen. Sie sollten eine Supplementierung von Coenzym Q10 oder die Überwachung des Selenstatus überlegen.[75]

Ein anderes Beispiel für ein weit verbreitetes Medikament mit bekannter mitochondrialer Nebenwirkung ist das Schmerzmittel Paracetamol. Seine schädigende Wirkung auf die Leber im Falle einer Überdosierung ist nicht primär durch das Arzneimittel selbst bedingt, sondern durch ein hochreaktives Stoffwechselprodukt, das die Glutathion-Reserven als wichtigstes antioxidatives Puffersystem der Zelle aufbraucht. Ohne Glutathion fehlt den Mitochondrien das zentrale Antioxidans und die Membranen und Enzyme werden ungebremst geschädigt.[76] Neben dieser direkten schädigenden Wirkung von Arzneimitteln ist es besonders tückisch, dass manche Medikamente den Mitochondrien im wahrsten Sinne des Wortes „den Saft abdrehen“, indem lebenswichtige Mikronährstoffe nicht oder nur eingeschränkt aufgenommen oder im Körper nicht mehr gebildet werden können. Metformin ist ein Medikament zur Behandlung von Typ-2-Diabetes, das als Nebenwirkung die aktive calciumabhängige Aufnahme von Vitamin B12 im Darm hemmt. Ohne B12 stockt der Methylgruppenstoffwechsel mit Folgen für die Energieproduktion.

Antazida zur Neutralisierung der Magensäure können die Aufnahme von Mineralstoffen wie Magnesium, Calcium, Eisen und Zink im Darm verringern. Ein Mangel an diesen Mineralstoffen stört zahlreiche enzymatische Prozesse in den Mitochondrien.

Ähnlich reduzieren Protonenpumpenhemmer die Magensäureproduktion und beeinträchtigen dadurch die Aufnahme von Vitamin B12, Magnesium und Calcium. Besonders ihre langfristige Einnahme kann zu einer ausgeprägten Unterversorgung führen, was sich negativ auf die Energiegewinnung auswirkt.

Wechselwirkende Medikamente	Mikronährstoff	Auswirkung eines Defizits auf die Mitochondrien
Kortikosteroide, PPI, Antazida, Antikonvulsiva, Diuretika	Calcium	Gestörte Signalübertragung und reduzierte Aktivierung mitochondrialer Enzyme
PPI, Antazida, Metformin, Östrogene, Diuretika	Magnesium	Verminderte ATP-Synthese und eingeschränkte Stabilität der Atmungskette
NSAR, PPI, Antazida, Opioide, Gallensäurebinder	Eisen	Beeinträchtigte Funktion der Atmungskettenkomplexe und reduzierte Sauerstoffverwertung

Wechselwirkende Medikamente	Mikronährstoff	Auswirkung eines Defizits auf die Mitochondrien
RAAS-Inhibitoren, Mineralokortikoide, Diuretika	Kalium	Gestörtes Membranpotenzial und reduzierte Effizienz der Energieproduktion
Diuretika, Mineralokortikoide	Natrium	Indirekte Beeinträchtigung des mitochondrialen Ionengleichgewichts und der ATP-Bildung
RAAS-Inhibitoren, Diuretika, Östrogene	Zink	Verminderte antioxidative Schutzmechanismen und erhöhte mitochondriale Stressanfälligkeit
Gallensäurebinder	Vitamin A	Eingeschränkte Genregulation für mitochondriale Differenzierung und Funktion
Antibiotika, Diuretika	Vitamin B1 Thiamin	Blockierte Pyruvatverwertung und reduzierte Energiegewinnung im Citratzyklus
Antibiotika, Östrogene	Vitamin B2 Riboflavin	Eingeschränkte Elektronenübertragung in der Atmungskette
Antibiotika	Vitamin B3 Niacin	Verminderte NAD- und NADH-Verfügbarkeit und geschwächte antioxidative Puffersysteme
Antibiotika, Diuretika, Östrogene, Antikonvulsiva	Vitamin B6 Pyridoxin	Gestörter Aminosäure und Energiestoffwechsel in den Mitochondrien
Antibiotika, Antikonvulsiva	Vitamin B7 Biotin	Beeinträchtigte Fettsäureoxidation und Glukoneogenese
NSAR, Opioide, Metformin, Methotrexat, Östrogene, Gallensäurebinder, Antazida, Antikonvulsiva	Vitamin B9 Folat	Verminderte mitochondriale DNA-Synthese und Zellteilung
Metformin, PPI, Antazida, H2-Rezeptorantagonisten, Methotrexat, Antibiotika, Antikonvulsiva, Östrogene	Vitamin B12 Cobalamin	Gestörter Fettsäure- und Aminosäureabbau in den Mitochondrien

Wechselwirkende Medikamente	Mikronährstoff	Auswirkung eines Defizits auf die Mitochondrien
PPI, Antazida, Opioide, Diuretika, Östrogene	Vitamin C	Erhöhte oxidative Belastung und reduzierte mitochondriale Schutzkapazität
Kortikosteroide, Gallensäurebinder, Antikonvulsiva, Statine	Vitamin D	Verminderte mitochondriale Biogenese und reduzierte Muskelenergie
Gallensäurebinder, Östrogene	Vitamin E	Erhöhte oxidative Schäden an mitochondrialen Membranen
Antibiotika, Opioide, Antikoagulanzien, Gallensäurebinder	Vitamin K	Indirekte Beeinträchtigung mitochondrialer Funktion durch erhöhte Zellstressreaktionen
Statine, Östrogene	Coenzym Q10	Gestörter Elektronentransport und reduzierte ATP-Produktion

Abkürzungen: PPI = Protonenpumpenhemmer; RAAS-Inhibitoren = Renin-Angiotensin-Aldosteron-Systemhemmer; NSAR = Nichtsteroidale Antirheumatika.

Diese Beispiele sollen uns bewusst machen, wie vielfältig Arzneimittel als Energievampire wirken können, entweder durch direkten Einfluss auf die Mitochondrien oder indirekt über die Beeinträchtigung der Mikronährstoffversorgung. Daher ist es besonders bei längerer Einnahme solcher Medikamente ratsam, auf eine mögliche Mikronährstoff-Unterversorgung zu achten, um gegebenenfalls die Ernährung anzupassen oder gezielt supplementieren zu können.

Diese Überlegungen führen uns zum nächsten Abschnitt, denn ohne die nötigen Vitamine, Mineralstoffe und Cofaktoren verlieren unsere Mitochondrien ihre Leistungsfähigkeit. Und eine Unterversorgung kann auch ohne die Einnahme und Wechselwirkung mit Arzneimitteln entstehen.

Energievampir Mikronährstoff-Lücke

Zunächst eine Szene, die sich in vielen Arztpraxen täglich abspielt. Ein Mensch kommt in die Sprechstunde, klagt über Müdigkeit, Konzentrationsprobleme und berichtet über das Gefühl, „neben sich zu stehen“. Körperlich fühlt er sich träge und mental wie in Watte gepackt. Der Arzt hört zu, untersucht, veranlasst ein großes Blutbild und weitere Standardwerte und wenige Tage später folgt dann die Rückmeldung: „Gratuliere, Sie sind gesund.“

Das Problem ist, dass diese Diagnose nicht mit dem zusammenpasst, wie sich der Mensch fühlt. Die Ursache für dieses „Mismatch“ kann darin liegen, dass die klassische ärztliche Diagnostik vor allem nach manifesten Erkrankungen oder klinisch ausgeprägten Mängeln fahndet. Klinisch unauffällige (latente) und unspezifische Veränderungen in der Zellbiochemie, wie sie bei einer Unterversorgung mit Mikronährstoffen auftreten können, bleiben oft unsichtbar. Genau dieser Unterschied zwischen Unterversorgung und Mangel ist aber entscheidend, um die geschilderte Diagnose „gesund“ auch richtig einordnen zu können.

Ein Mikronährstoffmangel bedeutet nämlich, dass ein Nährstoff in einem Ausmaß fehlt, dass sich lehrbuchartige Symptome zeigen, die ärztlich diagnostiziert werden. Klassisch ist der Skorbut, der historisch als „Seefahrerkrankheit“ galt und durch den Vitamin-C-Mangel-bedingten Ausfall der Kollagensynthese unter anderem zu Zahnfleischbluten und Zahnausfall und in dramatischen Verläufen sogar zum Tod führte.

Demgegenüber bedeutet eine Unterversorgung, dass der Nährstoff zwar im System vorhanden und aktiv ist, jedoch

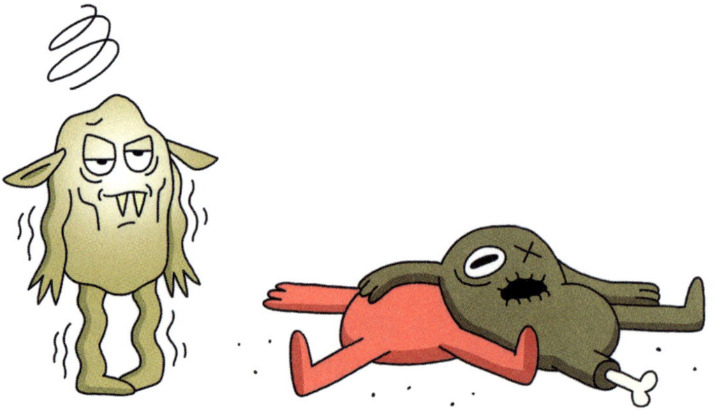

Fehlen wichtige Mikronährstoffe, können Mitochondrien nicht mehr effizient Energie produzieren und erschöpfen.

nicht in der notwendigen Menge, Qualität oder Verfügbarkeit, die für optimale Funktionen nötig wären. Die Folgen sind dann eben keine klinischen Symptome wie bei einem Mangel, sondern latente Beschwerden mit eher unspezifischen Anzeichen wie Energiemangel, längeren Erholungszeiten, einem schwächeren Immunsystem oder diffusen kognitiven Problemen. Bleibt dieser Zustand bestehen, kann er in einen Mangel münden, der klinisch messbare Symptome mitbringt.

Für unsere Mitochondrien bedeutet bereits die Unterversorgung, dass Schlüsselbausteine fehlen, um effizient Energie zu erzeugen und zugleich ihren Job als Dirigentinnen des Zellstoffwechsels ausführen zu können. Um diese zentrale Rolle überhaupt erfüllen zu können, ist eine Vielzahl an Mikronährstoffen notwendig.[77–79]

Die unterschiedlichen Mikronährstoffe haben auch unterschiedliche Wirkungen, je nachdem welchen Funktionsbereich der Energieerzeugung sie adressieren:

1. die zelluläre Versorgung mit Rohstoffen außerhalb der Mitochondrien,
2. die Einschleusung und Aufbereitung der Brennstoffe in den Mitochondrien,
3. die Energieerzeugung der Atmungskette,
4. die internen Puffersysteme als Schutz gegen zu hohe Radikalmengen.

All diese Prozessschritte sind auf spezifische Mikronährstoffe angewiesen. Die Tabelle bietet einen Überblick.[77–79]

Funktionsbereich	Mikronährstoff	Funktion für die Mitochondrien
1. Extramitochondriale Rohstoffbereitstellung und Regulation	Vitamin B1 Thiamin	Umwandlung von Kohlenhydraten zu Acetyl-CoA und Start des Citratzyklus
	Vitamin C	Neutralisation reaktiver Sauerstoffverbindungen in der wässrigen Zellumgebung
	Vitamin D	Regulation des Calciumhaushalts und epigenetische Steuerung von Genen der Energieproduktion und antioxidativer Schutzsysteme
	Vitamin E	Schutz der Zellmembranlipide vor oxidativer Schädigung
	Zink	Struktur- und Regulatorfunktion in Enzymen sowie Steuerung der mitochondrialen Genexpression
	Kalium	Aufrechterhaltung elektrischer Gradienten
	Phosphor	Grundbaustein von ATP
	Chrom	Unterstützung des Kohlenhydratstoffwechsels
	Molybdän	Beteiligung an Entgiftungs- und Stoffwechselwegen
	Kobalt	Bestandteil von Vitamin B12 und indirekt am Energiestoffwechsel beteiligt

Funktionsbereich	Mikronährstoff	Funktion für die Mitochondrien
2. Einschleusung und Aufbereitung der Brennstoffe in den Mitochondrien	Vitamin B1 Thiamin	Umwandlung von Kohlenhydraten zu Acetyl-CoA und Start des Citratzyklus
	Vitamin B2 Riboflavin	Bildung von FAD und FMN für Beta-Oxidation und Atmungskette
	Vitamin B3 Niacin	Bereitstellung von NAD und NADP für Redoxreaktionen
	Vitamin B5 Pantothensäure	Bestandteil von Coenzym A für Citratzyklus und Fettsäureoxidation
	Vitamin B6 Pyridoxin	Umwandlung von Aminosäuren zur Einspeisung in den Energiestoffwechsel
	Vitamin B7 Biotin	Steuerung von Carboxylierungsreaktionen
	Vitamin B12 Cobalamin	Abbau bestimmter Fettsäuren und Regeneration von Methionin für Glutathionaufbau
	Carnitin	Transport langkettiger Fettsäuren in die Mitochondrien
	Calcium	Regulation mitochondrialer Enzyme und Taktgeber des Energiestoffwechsels
	Magnesium	Bindung von ATP als Mg-ATP und Aktivierung der ATP-Synthase
	Eisen	Elektronenübertragung in Eisen-Schwefel-Clustern und Hämgruppen der Komplexe I bis IV
3. Energieerzeugung in der Atmungskette	Kupfer	Funktion der Cytochrom-c-Oxidase und finaler Elektronentransfer auf Sauerstoff
	Coenzym Q10	Elektronenshuttle zwischen Komplex I, II und III sowie antioxidativer Schutz der Membran
	Selen	Bestandteil der Glutathionperoxidasen zur Begrenzung von oxidativem Stress

Funktionsbereich	Mikronährstoff	Funktion für die Mitochondrien
	Glutathion	Zentrales intrazelluläres Antioxidans und Regeneration anderer Schutzsysteme
4. Interne Puffersysteme und Schutz vor oxidativem Stress	Mangan	Cofaktor der mitochondrialen Superoxid-dismutase
	Alpha-Liponsäure	Regeneration oxidierter Cofaktoren in wässriger und lipider Umgebung
	Taurin	Stabilisierung der Mitochondrienmembran und Schutz vor oxidativem Stress
	Melatonin	Antioxidative Wirkung in den Mitochondrien und Unterstützung von Reparaturprozessen
	Kreatin	Kurzfristiger Energiepuffer, insbesondere in Muskelzellen
	Kalium	Stabilisierung des Membranpotenzials und Effizienz der oxidativen Phosphorylierung
	Vitamin C	Abfangen reaktiver Moleküle in Matrix und Intermembranraum
	Vitamin E	Schutz der inneren Mitochondrienmembran vor Lipidperoxidation

Die Gründe für eine Unterversorgung mit lebenswichtigen Nährstoffen sind äußerst vielfältig und greifen oft ineinander. Ein wesentlicher Faktor ist eine unausgewogene Ernährung, die in unserer modernen Lebensweise vor allem durch einen hohen Anteil sogenannter ultrastark verarbeiteter Lebensmittel geprägt ist. Diese Produkte besitzen eine hohe Kaloriendichte, im Verhältnis dazu aber relativ wenige Vitamine, Mineralstoffe und andere Mikronährstoffe, wie sie unsere Mitochondrien für eine reibungslose Energieproduktion benötigen.[79, 80]

Hinzu kommt, dass lange Lagerzeiten oder intensives Erhitzen beim Kochen und Zubereiten dazu führen können, dass empfindliche Mikronährstoffe wie Vitamine und sekundäre Pflanzenstoffe in den Lebensmitteln zerstört werden. Dadurch sinkt der Nährstoffgehalt weiter, selbst wenn die Mahlzeiten auf den ersten Blick ausgewogen erscheinen.

WAS WEITERS wenig bedacht wird, ist ein drastisch erhöhter Bedarf an Mikronährstoffen in bestimmten Lebenssituationen oder Altersphasen. Chronischer Stress, Krankheiten oder Umweltbelastungen können den Verbrauch an essenziellen Nährstoffen im Körper in die Höhe schnellen lassen. Mitochondrien müssen gerade in solchen Phasen besonders hart arbeiten, um den erhöhten Energiebedarf zu decken und den Organismus vor weiteren Schäden zu schützen. Wenn diese zusätzliche Belastung nicht durch eine gezielte Zufuhr ausgeglichen wird, entsteht schnell eine Unterversorgung. Gleichzeitig führen starke körperliche Beanspruchung durch Sport, aber auch spezifische Ernährungsweise (vegetarisch, vegan) zu selektiven Bedarfen an Mikronährstoffen, die durch die übliche Ernährung nicht ohne Weiteres abgedeckt werden können. Auch in diesen Fällen sollte die Ernährung angepasst und gegebenenfalls auch ergänzt werden, sodass der Bedarf gedeckt ist.[81]

Insgesamt wird deutlich, dass eine Unterversorgung mit Nährstoffen nicht immer offensichtlich ist, durch unterschiedliche Faktoren schleichend entstehen und sich in bestimmten Alters- und Lebensphasen auch häufen kann. Umso wichtiger ist es daher, auf eine abwechslungsreiche, frische und nährstoffreiche Ernährung zu achten und besondere Lebenssituationen sowie die Einnahme von Medikamenten im Blick zu behalten, um die Mitochondrien zu schützen.

Energievampir Lebensstil

Nicht alle Energievampire zeigen sich in Gestalt einer Infektion, eines Medikaments oder einer Mikronährstofflücke. Viele sitzen einfach in unserem Alltag herum und saugen Tag für Tag an der mitochondrialen Leistungsfähigkeit, ohne dass wir es sofort merken. Besonders zwei Vampire kommen als Zwillingspaar daher und sind in unserer modernen Welt allgegenwärtig. Sie heißen Fehlernährung und Bewegungsarmut.[82, 83]

Fehlernährung ist dabei nicht direkt gleichzusetzen mit einer Mikronährstoff-Unterversorgung, auch wenn die beiden oft Hand in Hand gehen. Sie bedeutet vor allem ein Missverhältnis zwischen dem, was wir essen, und dem, was unsere Mitochondrien daraus sinnvoll verarbeiten können. Das klassische Beispiel eines mitochondrienfeindlichen Lebensstils sind zu viele schnell verfügbare Zucker und verarbeitete minderwertige Fette, kombiniert mit zu wenigen hochwertigen Eiweißen, zu wenig ungesättigten Fettsäuren sowie fehlenden Ballaststoffen.[80, 82]

Gerade das klassische und meist durch Fast Food geprägte Überangebot an Zucker (Softdrinks) und Weißmehlprodukten stellt für die Mitochondrien eine erhebliche Belastung dar, weil sie dadurch dauerhaft zu einer ausschließlichen Glukoseverwertung gezwungen werden. Im ersten Moment scheint dies vorteilhaft, weil schnell verfüg-

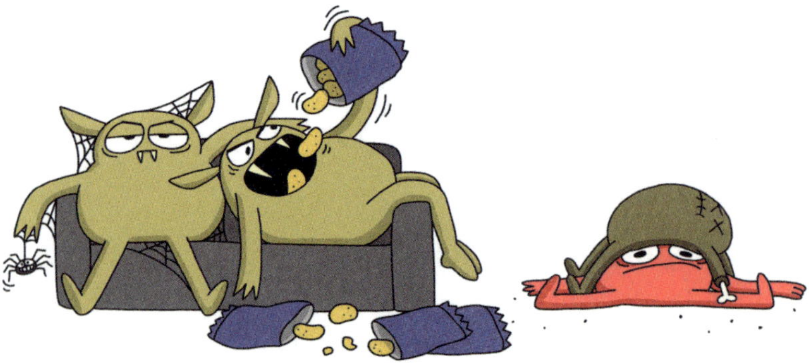

Der moderne Lebensstil mit den Energievampiren Bewegungsmangel und Fehlernährung überlastet und erschöpft die Mitochondrien.

bare Energie bereitgestellt wird. Aber auf lange Sicht führt die ständige Flut an Glukose dazu, dass die Elektronentransportkette in den Mitochondrien überbeansprucht wird. Die Mitochondrien erschöpfen immer mehr und der Zucker wird nicht mehr in nutzbringende Energie umgewandelt, sondern stattdessen in Fettpolster eingelagert. Zudem verlieren die Mitochondrien sukzessive ihre metabolische Flexibilität (siehe S. 78), die wir bereits als Kennzeichen guter Mitochondrienfitness kennengelernt haben.[84]

Auch die Qualität der aufgenommenen Fette spielt eine entscheidende Rolle. Industriell gehärtete Fette und stark verarbeitete Pflanzenöle enthalten oft Transfettsäuren und andere ungünstige Fettbestandteile, die in die Mitochondrienmembranen eingebaut werden. Das hat weitreichende Folgen, denn die funktionell sehr wichtigen Membranen können dadurch entweder zu starr oder zu instabil werden. Eine optimale Membranstruktur ist jedoch notwendig, damit die Mitochondrien ihre Energieproduktion effizient aufrechterhalten und Signalmoleküle austauschen können.

Sind die Membranen in ihrer Funktion eingeschränkt, leidet die Zellkommunikation und damit die Anpassungsfähigkeit des gesamten Organismus.[85]

Um die Mitochondrien zu schützen und ihre Leistungsfähigkeit zu erhalten, ist es daher mitentscheidend, den Anteil an einfachen und schnell verfügbaren Kohlenhydraten, zuckerhaltigen Getränken und ungünstigen Fetten in der Ernährung möglichst gering zu halten.

DER ZWEITE GROSSE Energievampir im Lebensstil ist die Bewegungsarmut. Wie wir gelernt haben, sind Mitochondrien sehr anpassungsfreudige Strukturen, die auf wechselnde körperliche Beanspruchung üblicherweise mit dynamisch angepasster und bedarfsgerechter Energieerzeugung reagieren und dafür auch zwischen unterschiedlichen Brennstoffen wechseln können. Wird Muskulatur daher regelmäßig beansprucht, steigt mit der Zeit nicht nur die Anzahl der Mitochondrien (Biogenese), sondern auch die Effizienz der mitochondrialen Energieerzeugung. Dann wird die Atmungskette wirkungsvoller, die Fähigkeit zur Fettverbrennung steigt und die Flexibilität der Mitochondrien, zwischen verschiedenen Energiequellen zu wechseln, nimmt zu.[83]

Bleibt Bewegung jedoch aus, passiert genau das Gegenteil: Die Mitochondrien werden träge und verwerten Kohlenhydrate und Fettsäuren immer schlechter, Reparaturprozesse fahren herunter, die Zahl funktionsfähiger Kraftwerke schrumpft und in allen Zellen häufen sich erschöpfte Mitochondrien an. Im Ergebnis sinkt die maximale Kapazität der Energieproduktion, weil die Mitochondrien zu Couch-Potatoes werden.[83, 86]

Energievampir chronischer Stress

Unsere Gesundheit hängt definitiv nicht davon ab, dass immer alles gleich bleibt. Vielmehr ist es entscheidend, dass unser Körper in der Lage ist, sich rasch und angemessen auf Veränderungen einzustellen und entsprechend zu reagieren. Ein zentrales Kennzeichen für Gesundheit ist daher die Fähigkeit zur erfolgreichen Anpassung.[87]

Aber jede Anpassung hat auch ihren Preis. Mitochondrien müssen sich auf die neuen Anforderungen einstellen, ihre Energieproduktion hoch- oder herunterfahren und manchmal sogar Reparaturprogramme aktivieren. Je öfter und je länger diese Anpassung gefordert wird, desto genauer zeigt sich auch, wie robust oder verletzlich dieses System ist und wie fit die Mitochondrien tatsächlich sind.[88]

DEEP DIVE: Homöostase/Allostase

In der Wissenschaft wurden verschiedene Modelle entwickelt, um die Anpassungsfähigkeit des Körpers physiologisch zu erklären. Während die sogenannte Homöostase Stabilität durch das Halten fixer Sollwerte sichert, beschreibt das biologische Prinzip der Allostase die Fähigkeit, diese Sollwerte flexibel zu verschieben, um langfristige Veränderungen zu meistern.[89]

Mitochondrien spielen dabei eine zentrale Rolle, da sie sowohl als Energieproduzenten als auch als Sensoren und Steuerzentren für diese Anpassungsprozesse agieren. Kommt es zu dauerhafter Belastung, entsteht eine sogenannte allostatische Last, die zu einem schleichenden biologischen Verschleiß führen kann.

Entscheidend ist, dass Anpassungsreaktionen immer Energie benötigen und deshalb im Organismus auch Spuren der Abnutzung hinterlassen. Gelingt daher die Erholung nicht rechtzeitig, droht Überlastung und Erschöpfung. Stress, Allostase und mitochondriale Leistungsfähigkeit sind somit eng miteinander verknüpft und bestimmen gemeinsam, wie gut unser Körper auf Herausforderungen reagiert.[90]

In diesen biologischen Prinzipien zur Anpassungsfähigkeit ist auch die Stressreaktion unseres Organismus verankert.

Der berühmte Mediziner und Biochemiker Hans Selye prägte bereits in den 1930er-Jahren unser heutiges Verständnis von Stress als universellem Anpassungsmechanismus des Körpers, der in drei Phasen verläuft: Alarmreaktion, Anpassung und Erschöpfung.[91] Entscheidend ist, ob die Belastung (Stressor) eine gesunde Stressreaktion, sogenannten Eustress, auslöst. In diesem Fall führt die Stressreaktion zu einer Stärkung und Flexibilisierung der Mitochondrien. Chronischer und erschöpfender Distress hingegen beeinträchtigt die mitochondriale Energieproduktion und die Kommunikation zwischen den Körpersystemen.[92]

Nicht überraschend sind Stressreaktionen das Ergebnis eines eng vernetzten Zusammenspiels verschiedener Körpersysteme wie Gehirn, Hormonsystem, Immunsystem, Nervensystem und Stoffwechsel. Besonders wichtig ist die sogenannte Hypothalamus-Hypophysen-Nebennieren-Achse (HHN-Achse), die bei Stress die Produktion des Hormons Cortisol aktiviert. Dessen Stoffwechselwirkung erhöht die Bereitstellung von Rohstoffen (Glukose, freie Fettsäuren) für die mitochondriale Energieproduktion in den Zellen.

Das ist in einer akuten Stresssituation auch sehr sinnvoll, um für die anstehende Reaktion „Flucht“ oder „Kampf“

adäquate Energiemengen bereitstellen zu können. Bei chronischer Überlastung hingegen gerät dieses ausbalancierte Netzwerk immer mehr aus dem Gleichgewicht, was sukzessive zur Überforderung der Mitochondrien und zu einer ineffizienten Energieproduktion führt. Das erklärt im Übrigen auch die stressbedingt erhöhte Infektanfälligkeit, weil auch den Immunzellen Energie fehlt.[88, 92]

Aus Sicht der Mitochondrien ist der erfolgreiche Umgang mit Stress daher immer auch ein Balanceakt. Gelingt diese Balance gut, stärkt Stress die Vitalität und Resilienz des gesamten Organismus. Misslingt sie hingegen, ist der Weg frei für Erschöpfung, chronische Funktionsstörungen und für den Verlust der fein abgestimmten Kommunikation im gesamten Organismus.[88]

Auf Dauer können auf diese Weise alle der beschriebenen Energievampire chronische Krankheiten auslösen, eben weil ein anhaltendes Energiedefizit irgendwann auch zum sukzessiven Funktionsverlust von Zellen und Organnetzwerken führt. Stress, Energie und Krankheit hängen daher sehr eng zusammen, weshalb diese Verbindung in der Wissenschaft treffenderweise *Stress-Energy-Disease Cascade* genannt wird. Dieses biologische Konzept erklärt sehr gut, wie wiederholte oder anhaltende Stressoren nicht nur kurzfristig den Energiehaushalt belasten, sondern langfristig zu tiefgreifenden funktionellen und strukturellen Veränderungen in unserem Körper führen.[90]

Wenn Mitochondrien uns krank und alt aussehen lassen

DIE IM FOLGENDEN vorgestellten chronischen Erkrankungen sind mittlerweile globale Volkskrankheiten. Und so unterschiedlich ihre Symptome und organspezifischen Ausprägungen sind, auf zellulärer Ebene haben sie mitochondriale Funktionsstörungen gemeinsam. Unklar bleibt dabei natürlich, ob die Mitochondrienstörungen Ursache oder Folge der Krankheiten sind, aber beide Prozesse verstärken einander. Diese Erkenntnisse sprechen dafür, Krankheiten zunehmend als Folge systemischer Fehlleistungen und nicht mehr nur als isolierte Organprobleme zu betrachten.[93]

Mitochondrien im metabolischen Syndrom

Das sogenannte metabolische Syndrom ist eigentlich keine isolierte Erkrankung eines einzelnen Organs, sondern ein ganzes Bündel vergesellschafteter Stoffwechselstörungen.

Charakteristische Symptome sind ein großer Bauchumfang, erhöhter Blutdruck, erhöhte Blutzuckerwerte, hohe Fettansammlungen im Blut und in den Organen im Bauchraum. Jede dieser Störungen stellt für sich genommen bereits ein Risiko für unsere Gesundheit dar. In Kombination bilden sie eine Art Brandbeschleuniger für Herzinfarkt, Schlaganfall und Typ-2-Diabetes.[94]

Im Zentrum dieser Entwicklung stehen die Mitochondrien, die ihre Kernaufgabe nur noch eingeschränkt erfüllen können. In gesunden Zellen reagieren sie wie feinfühlige Regler schnell auf wechselnde Energiebedarfe. Ebenso können sie mühelos zwischen Glukose- und Fettverbrennung umschalten. Genau diese Flexibilität geht den Mitochondrien beim metabolischen Syndrom verloren.[94]

Wenn Mitochondrien durch die Energievampire überlastet oder strukturell geschädigt sind, werden ihre Membranen löchrig, die Atmungskette verliert an Effizienz und es entstehen übermäßig viele reaktive Sauerstoffspezies (Radikale). Diese Moleküle können, wenn sie in hoher Menge auftreten, in den Zellen Enzyme, Membranlipide und sogar die mitochondriale DNA schädigen. Es entsteht ein zellulärer Teufelskreis, der die Energieproduktion immer weiter mindert. Unter normalen Bedingungen können defekte Mitochondrien durch Mitophagie abgebaut und durch neue ersetzt werden. Aber beim metabolischen Syndrom ist auch dieses Selbstreinigungssystem gestört. Es kommt zu einer zellulären Anhäufung alter, ineffizienter Mitochondrien, während die Neubildung (Biogenese) fitter Mitochondrien ausgebremst wird.[94]

In Folge können Muskel- und Leberzellen Fette und Zucker aus der Nahrung nicht mehr zu ATP-Energie verar-

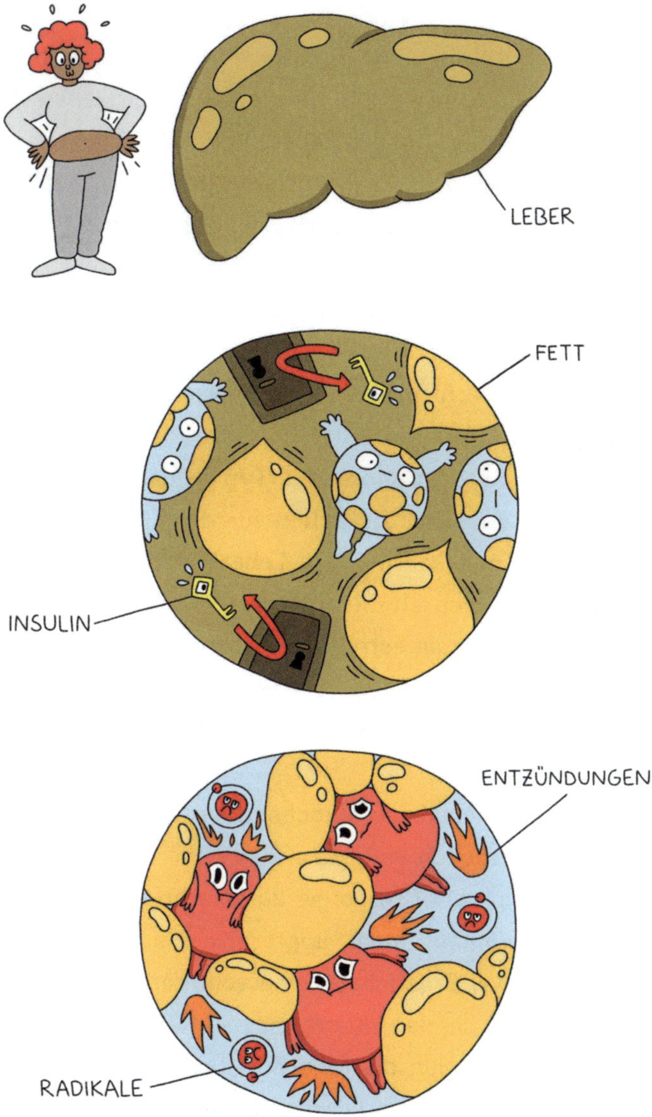

Die Leber im metabolischen Syndrom: Das Organ reichert Fett an (das sind die fettbefleckten unglücklichen Leberzellen im mittleren Bild) und die Insulinwirkung geht sukzessive verloren. Die Folge sind chronische Entzündungen sowie eine Ansammlung reaktiver Verbindungen (Radikale) und erschöpfter Mitochondrien in den Leberzellen.

beiten und lagern diese Brennstoffe stattdessen in Form von Fett, also von Lipidtröpfchen, innerhalb und zwischen ihren Zellen ab. Besonders in der Leber führt das zu einer massiven Anhäufung von Triglyceriden und auch reaktiven Fettsäuren, die zur lipotoxischen Schädigung, d. h. zu einer Schädigung durch vermehrte Fettsäureansammlung, führen können. Fettsäuren und ihre Zwischenprodukte blockieren dann außerdem jene Signalwege, die die Insulinwirkung steuern, und fördern zusätzlich die Entstehung von Entzündungen in der Leber. So entsteht sukzessive eine Insulinresistenz, das Kernsymptom des Typ-2-Diabetes, bei dem der „Schlüssel Insulin" die Zellen für die Zuckeraufnahme nicht mehr öffnen kann. Diese Leberkrankheit heißt sehr treffend „Stoffwechselfehlfunktion Fettlebererkrankung" *(Metabolic Dysfunction Fatty Liver Disease, MAFLD)* und hat sich mittlerweile zur weltweit häufigsten Lebererkrankung mit der höchsten klinischen Relevanz entwickelt.[95, 96]

DEEP DIVE: MAFLD

Bei MAFLD stehen die Mitochondrien unter Dauerstress, denn sie versuchen verbissen, das überschüssige Fett zu oxidieren und zu ATP-Energie zu verarbeiten, produzieren dabei aber immer mehr aggressive Sauerstoffmoleküle (Radikale). Das Ergebnis ist eine echt paradoxe Situation: Bei dem Versuch, den Überschuss an Nährstoffen zu kompensieren, erzeugen die Mitochondrien zusätzliche oxidative Schäden. Langfristig drohen dadurch ein Fortschreiten der chronischen Leberentzündung und folglich sogar Fibrose und Zirrhose mit komplettem Funktionsverlust der Leber.[95] Da die Mitochondrienfunktion diese hohe Relevanz für die Pathogenese der Fettlebererkrankung hat, ist es nicht verwunderlich, dass neue Therapiemöglichkeiten zunehmend die Fehlfunktion der Mitochondrien in den Fokus nehmen.[97]

Neben den krankhaften Prozessen in der Leber läuft auch im peripheren Fettgewebe einiges schief. Gesunde Fettzellen (Adipozyten) sind eigentlich sehr dynamisch agierende Energiespeicher, deren Mitochondrien dafür sorgen, dass Einlagerung und Freisetzung von Fett in einem guten Gleichgewicht stattfinden. Schlägt allerdings der Energievampir einer chronischen Überernährung im Verbund mit Bewegungsarmut zu, verlieren sie diese fein balancierte Abstimmung und lagern immer mehr Fett ein. Diese überforderten Adipozyten setzen dann reaktiv vermehrt entzündungsfördernde Zytokine frei, die ihre Mitochondrien noch weiter einschränken. Die aus den Fettzellen freigesetzten Entzündungssignale wirken lokal im Fettgewebe, breiten sich zusätzlich systemisch aus *(Metaflammation)* und stören die mitochondriale Aktivität im gesamten Organismus. Ein echter Teufelskreis, in dem sich chronische Entzündung und Energiemangel gegenseitig verstärken und den gesamten Organismus und sogar das Gehirn betreffen können.[98]

Besonders tückisch ist, dass diese Entwicklungen über Jahre im Verborgenen ablaufen können, ohne dass klinisch auffällige Messwerte erscheinen. Die klinische Standarddiagnostik erkennt erst die Spätfolgen wie hohe Zuckerwerte, veränderte Leberparameter oder ungünstige Blutfette, obwohl die eigentliche Störung viel früher beginnt.[99–103]

ES IST NICHT so, dass ein „Zuviel an Kalorien“ oder ein „Zuwenig an Bewegung“ als alleinige Auslöser für das metabolische Syndrom in Betracht zu ziehen sind. Auch chronischer Stress, Infektionen, eine Unterversorgung mit Mikronährstoffen und sogar Nebenwirkungen von Arzneimitteln können als Ursache des metabolischen Syndroms infrage kommen, alle begleitet oder sogar vermittelt durch eine Schädigung der Mitochondrien.

Im folgenden Abschnitt richten wir unseren Blick auf ein weiteres Organ, das in extrem hohem Maße auf Energie angewiesen ist und bei dem mitochondriale Störungen besonders schwerwiegende Auswirkungen nach sich ziehen können.

Das Gehirn im Energiemangel

Das Gehirn ist das Organ mit dem höchsten Energiebedarf unseres Körpers. Obwohl es nur etwa zwei Prozent unseres Körpergewichts ausmacht, benötigt es für seine normale Funktion rund 20 Prozent der gesamten Energie, die in unserem Körper erzeugt wird. Jeder Gedanke, jede Erinnerung, jede Bewegung, die wir steuern, setzt voraus, dass Milliarden von Nervenzellen in Millisekunden elektrische und chemische Signale austauschen. Mitochondrien sind dabei einmal mehr die vitalen Dirigentinnen der Nervenzellfunktionen, indem sie in den Zellen – und besonders an den Kontaktstellen zwischen den Zellen, den Synapsen – die notwendige Energie bereitstellen, um Signale zu übermitteln, Membranen zu stabilisieren und sogar neue Verbindungen zu bilden.[104]

Wenn diese Energielieferanten schwächeln, zeigt sich das gerade im Gehirn sehr früh. Erste Anzeichen sind

Konzentrationsstörungen, Vergesslichkeit oder auch ungewohnte Stimmungsschwankungen. Lange bevor eine Alzheimer-Demenz diagnostiziert werden kann, laufen mitochondriale Fehlfunktionen bereits im Hintergrund ab, wie es die sogenannte *Mitochondrial Cascade Hypothesis* plausibel erklärt.[105, 106]

Diese Theorie geht davon aus, dass mitochondriale Fehlfunktionen der zentrale Auslöser in einer Kaskade von Ereignissen sind, die letztlich zur Entstehung und zum Fortschreiten der Alzheimer-Krankheit führen.

Eine Kombination aus genetischen und/oder umweltbedingten Faktoren führt früh zu einer Beeinträchtigung der Mitochondrien und ihrer Fähigkeit zur Energieproduktion. In der Folge entstehen vermehrt reaktive Sauerstoffspezies (Radikale), die die Nervenzellen weiter schädigen und flankierende Entzündungsprozesse auslösen. Wenn die Energieproduktion immer weiter nachlässt, geraten die neuronalen Netzwerke aus dem Gleichgewicht, die synaptische Kommunikation zwischen den Nervenzellen bricht ein und die charakteristischen strukturellen Veränderungen, wie die Bildung von Proteinablagerungen (Beta-Amyloid-Plaques und Tau-Fibrillen), treten auf.

Diese Ablagerungen sind nach Sichtweise der *Mitochondrial Cascade Hypothesis* nicht die eigentliche Ursache, sondern die Folge einer fortschreitenden Dysregulation geschädigter Mitochondrien. Dies erklärt im Übrigen auch, warum therapeutische Ansätze, die ausschließlich auf das Entfernen dieser Proteinklumpen abzielen, nur begrenzten Erfolg zeigen. Selbst wenn die Plaques in einer frühen Phase der Pathogenese abgebaut werden, bessern sich die kognitiven Fähigkeiten meist nur wenig.[107]

DEEP DIVE: Demenz

In den letzten Jahren hat sich auch die Demenzforschung immer mehr von der traditionellen – und sehr Amyloid-zentrierten – Sichtweise gelöst und damit begonnen, ein neues Verständnis für die Pathogenese der Demenz und spezifischer neurodegenerativer Erkrankungen zu etablieren. Heute wird Alzheimer auch als eine Stoffwechselkrankheit des Gehirns definiert, immer mehr klinische Forscher:innen sprechen von einem Typ-3-Diabetes. Denn viele Muster im fehlregulierten Stoffwechsel der Alzheimer-Erkrankung ähneln jenen bei Typ-2-Diabetes wie Insulinresistenz, gestörte Glukoseaufnahme und eine unflexible und nicht bedarfsdeckende mitochondriale Energieproduktion. Nervenzellen können wegen der Fehlfunktionen im zellulären Energiestoffwechsel den vorhandenen Brennstoff nicht mehr aufnehmen und nutzen; obwohl Zucker meist im Überfluss vorhanden ist, verhungern sie energetisch. Das Risiko, bei einem Typ-2-Diabetes an Demenz oder Alzheimer zu erkranken, steigt übrigens ebenfalls.[108]

Die Mitochondrien im Gehirn spielen bei den geschilderten neurodegenerativen Prozessen eine Doppelrolle: Sie sind „Opfer“ und Verstärker zugleich. Durch chronisch erhöhte Blutzuckerwerte werden auch sie mit Brennstoff überflutet, den sie jedoch nicht mehr effizient verarbeiten können. Das Resultat dieser Überflutung ist ein fehlerhafter Elektronentransport in der Atmungskette, vermehrt „Löcher“ in der inneren Membran der Mitochondrien und dadurch eine schlechte Effizienz der Energieproduktion mit verstärkter Bildung reaktiver Sauerstoffspezies.

Dafür sind die Mitochondrien in den Synapsen besonders empfindlich, denn an diesen Kontaktpunkten zwischen

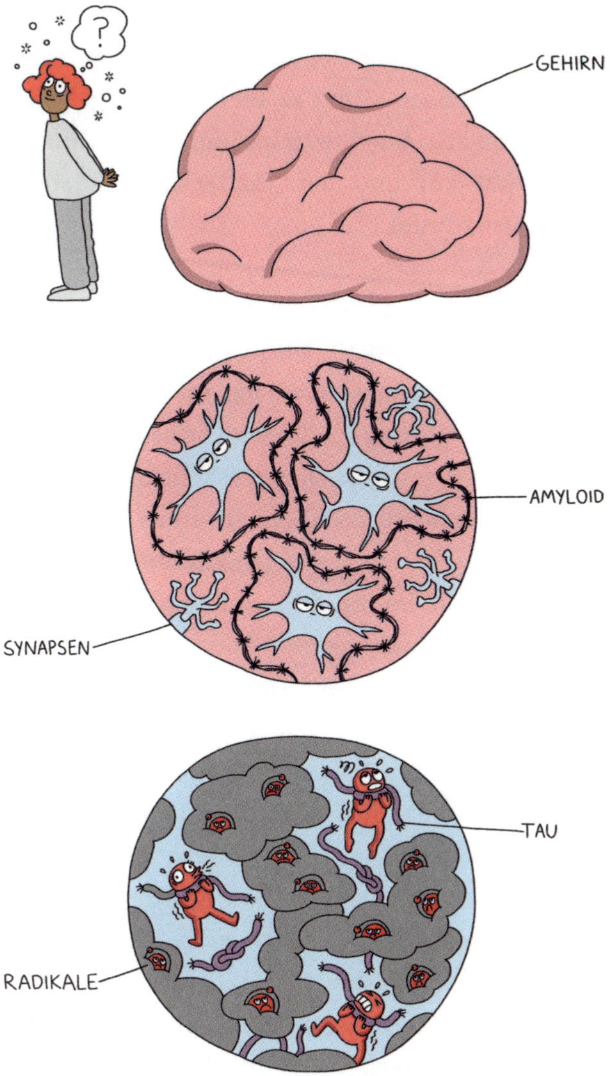

Amyloide verhindern als Proteinablagerungen im Hirngewebe, dass sich Nervenzellen mittels Synapsen verbinden. Bei Demenz kommt es in der Folge zum sukzessiven Verlust der Synapsen zwischen den Zellen. In den Nervenzellen selbst „erwürgen" weitere Proteinablagerungen (Tau) die Mitochondrien, denen auch die massive Ansammlung reaktiver Moleküle (Radikale) zusetzt.

den Nervenzellen entscheidet sich, ob die Zellen miteinander „sprechen" können. Sinkt an diesen wichtigen Kommunikationsstellen die Energieversorgung, bricht die synaptische Aktivität ein und der „Kaffeeklatsch der Zellen" (siehe S. 74) verstummt.[108]

HINZU KOMMT die massive Einschränkung eines weiteren Mechanismus, der normalerweise defekte Mitochondrien im gesunden Gehirn abbaut, bevor sie die gesamte Zelle oder ganze Hirnregionen schädigen können. Bei Alzheimer ist auch dieser Prozess der Qualitätskontrolle und der Mitophagie eingeschränkt, sodass sich immer mehr irreparable Mitochondrien in den Neuronen ansammeln. Ihre Membranen verlieren die Integrität. Dadurch werden unkontrolliert hohe Radikalmengen und der gespeicherte mitochondriale Calciumpool freigesetzt. Diese „undichten" Mitochondrien bringen das zelluläre Gleichgewicht und die Kommunikation in der Zelle noch weiter aus dem Takt. Es wird ein Dominoeffekt ausgelöst, der letztlich ganze neuronale Netzwerke destabilisiert.[108]

Als wäre dies alles nicht schon schlimm genug, sind Nervenzellen tatsächlich nicht die einzigen Leidtragenden dieser Kaskaden. Auch die Mikrogliazellen, das sind die Immunzellen des Gehirns, reagieren auf die beschriebenen Prozesse mit einer überschießenden Aktivierung. Zunächst versuchen sie ihren normalen Job zu machen und die entstandenen Schäden ordnungsgemäß zu beheben. Doch bei chronischer Fehlfunktion und dauerhaft defizitärer Energieversorgung entwickeln sie als chronische Entzündung eine sogenannte Neuroinflammation, die dann selbst zum Angreifer des Gehirns wird. Dieser Entzündungsprozess im

Gehirn zerstört Synapsen, setzt immer mehr entzündungsfördernde Signalstoffe frei und belastet dadurch die ohnehin geschwächten Mitochondrien und Nervenzellen noch stärker.[109]

Aus dieser Aufzählung der komplexen Prozesse in der Pathogenese von Demenz und Alzheimer wird sehr deutlich, warum die Amyloid-Ablagerungen zwar sichtbare und sehr spezifische Anzeichen für Alzheimer sind, aber durch den Forschungsfortschritt nicht mehr als die einzige Ursache der Erkrankung gelten können.[110]

Auch für Demenz und Alzheimer gilt, was ich bereits für die auslösenden Energievampire des metabolischen Syndroms betont habe: Neben dem Lebensstil können Nebenwirkungen von Arzneimitteln, die Unterversorgung mit Mikronährstoffen sowie Virusinfektionen oder chronischer Stress diese krankhaften Veränderungen im Gehirn auslösen oder zumindest begleiten.[111–115]

Im nächsten Abschnitt richten wir den Blick auf ein weiteres entscheidendes Organsystem, das ähnlich wie das Gehirn auf eine optimale Energieversorgung durch die Mitochondrien angewiesen ist.

Kraftlose Muskeln bei Sarkopenie und Frailty

Mit fortschreitendem Lebensalter unterliegt der menschliche Organismus vielfältigen physiologischen Veränderungen, die im Muskel zunächst einmal unbemerkt verlaufen. Erst mit weiterem Fortschreiten werden erste Einschränkungen im Alltag bemerkbar, etwa das Aufstehen vom Sofa, das zunehmend mehr Kraft erfordert, oder das Treppensteigen und längere Gehstrecken, die immer schwerer fallen. Ursächlich für diese Entwicklung ist ein Prozess, der in der Medizin als Sarkopenie bezeichnet wird. Dabei handelt es sich um einen meist altersassoziierten Rückgang der Muskelmasse, der wesentlich zum Verlust körperlicher Leistungsfähigkeit und Mobilität beiträgt. Sarkopenie tritt daher häufig gemeinsam mit dem sogenannten Frailty-Syndrom auf, das übersetzt „Gebrechlichkeit" bedeutet, also eine altersbedingte verminderte geistige und körperliche Leistungsfähigkeit.[116]

Muskelgewebe ist mehr als nur unser „Motor" für Bewegung. Es ist ein hochaktives Stoffwechselorgan, das eng mit den Mitochondrien verflochten ist, denn jede Muskelkontraktion, jeder Schritt, jedes Aufrichten des Körpers benötigt erhebliche Mengen ATP aus den Mitochondrien. Wenn aber die Mitochondrien ihre Leistung nicht mehr erbringen können, verlieren Muskelfasern nach und nach ihre Funktionsfähigkeit. Die Folgen reichen weit über einen bloßen Kraftverlust hinaus, denn auch die Fähigkeit, Zucker aus dem Blut aufzunehmen sowie die Fettverbrennung und die Ausschüttung hormonähnlicher Myokine aus dem Muskel werden immer mehr eingeschränkt.[117]

Der Zusammenhang zwischen Mitochondrien und Muskelalterung ist durch die aktuelle Forschung gut dokumentiert: Mit steigendem Alter nimmt die Zahl der Mitochondrien in den Muskeln ab, ihre Qualität verschlechtert sich kontinuierlich. Ihre Membranen werden durchlässiger, die Enzyme der Atmungskette verlieren an Effizienz und die Fähigkeit zur Bildung neuer Mitochondrien mittels Biogenese nimmt ab. Gleichzeitig sind auch die Prozesse der Mitophagie zum Entfernen geschädigter Mitochondrien eingeschränkt. In Folge häufen sich in den Muskelzellen defekte Mitochondrien an, die viel zu viele reaktive Sauerstoffspezies freisetzen und so weitere Zellbestandteile schädigen.[117]

Ein zentraler Regulator dieser Vorgänge ist der bei der Biogenese (S. 48) bereits erwähnte Signalstoff PGC-1α, der normalerweise die Neubildung und die gesunde Vernetzung von Mitochondrien steuert. Im jugendlichen Muskel hält dieser Signalstoff das Gleichgewicht zwischen Aufbau und Abbau stabil, indem er die Anpassungsreaktion an Belastung, die mitochondriale Funktionalität und die Regeneration unterstützt. Im Alter und insbesondere bei Bewegungsmangel nimmt die PGC-1α-Aktivität ab, wodurch die Energieproduktion der Mitochondrien sinkt und deren Flexibilität verloren geht. Die Mitochondrien werden metabolisch starr oder zerfallen, was zu Kraft- und Ausdauerverlust der Muskeln führt. Zusätzlich verliert der Muskel die Fähigkeit, flexibel zwischen Zucker- und Fettverbrennung zu wechseln, was auch im Muskel sukzessive zu Fettsäureansammlungen und Entzündungen (*Inflammaging*) beiträgt. Sarkopenie ist damit nicht nur ein funktionelles und strukturelles Muskelproblem. Sie fördert die allgemeine Gebrechlichkeit (*Frailty*). Gemeinsam führen Sarkopenie und Gebrechlichkeit zu immer eingeschränkterer Mobilität, erhöhtem Sturzrisiko und mit zunehmendem Alter letztlich auch zu einem deutlichen Verlust an Autonomie im Alltag.[118]

Dieser Verlust an Autonomie hat direkte Auswirkungen auf die Lebensqualität. Menschen, die weniger mobil sind, ziehen sich sozial zurück. Einsamkeit und Depression können die Folge sein. So wirkt Sarkopenie als körperliches,

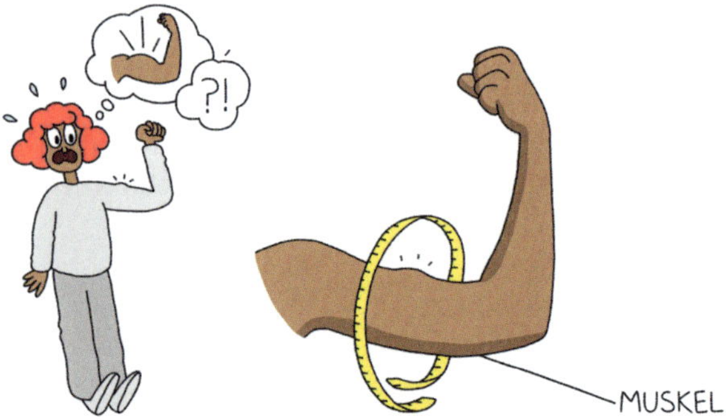

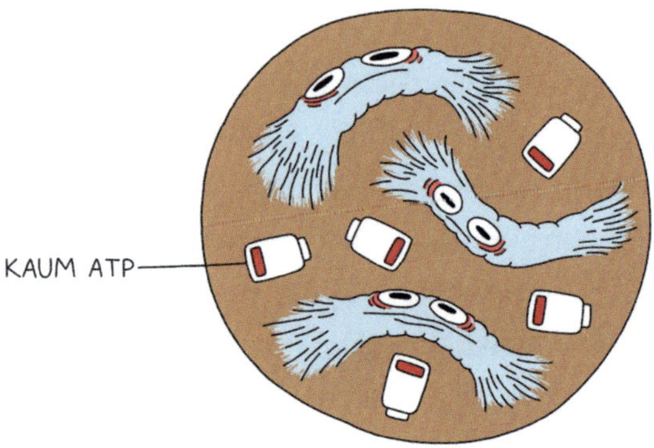

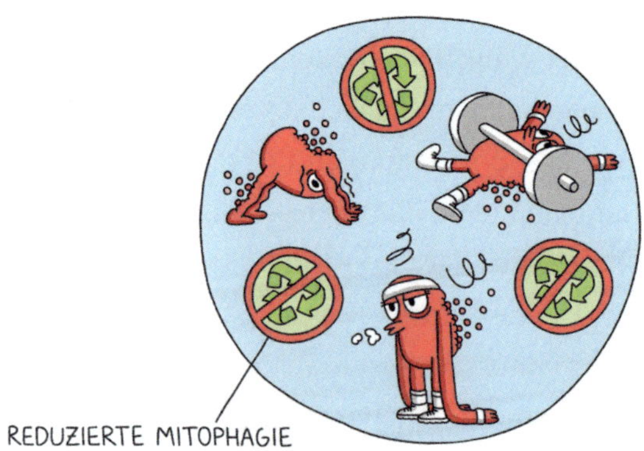

Bei Sarkopenie kommt es zu Muskelschwund und Schädigung der Muskelzellen. Deshalb sehen sie im mittleren Bild auch schon so schlapp aus. Die gestörte Mitophagie führt vermehrt zu erschöpften Mitochondrien, die immer weniger ATP-Energie erzeugen. Der Muskel wird noch schwächer.

soziales und psychisches Problem und liefert uns einen weiteren Beleg dafür, dass Gesundheit immer systemisch gedacht und behandelt werden sollte.

Interessant ist übrigens, dass Muskelkraft und kognitive Leistungsfähigkeit im Alter eng zusammenhängen. Menschen, die körperlich fit bleiben, haben auch ein geringeres Risiko, an Demenz zu erkranken, vermutlich weil Bewegung die Mitochondrien sowohl in den Muskeln als auch im Gehirn trainiert, die Durchblutung verbessert und Entzündungen reduziert. Darüber hinaus setzen aktive Muskeln Myokine frei, wichtige Signalstoffe für die gesunde Kommunikation zwischen den Muskeln und nahezu allen Organen des Körpers, insbesondere mit dem Gehirn.[119]

Gerade an dieser engen Verbindung zwischen der Gesundheit unserer Organe und der Fitness der Mitochondrien wird deutlich, wie unser Körper altert. Viele der bekannten chronischen Krankheiten sind im Grunde Zeichen dafür, dass der normale Alterungsprozess in den Zellen zu schnell abläuft.

Wenn Mitochondrien alt machen

Altern ist kein isolierter Vorgang, der zufällig oder chaotisch stattfindet. Vielmehr handelt es sich um einen Prozess, der unseren Organismus als Gesamtsystem betrifft und durch ein dichtes Netz aus Signalen zwischen Zellen, Geweben und Organen aktiv gesteuert wird. Auch in diesen Netzwerken des Alterns spielen die Mitochondrien eine Schlüsselrolle als Energielieferanten, Sensoren, Verstärker und

Sender von Botschaften, die den Zustand der Zelle – und damit den Zustand des gesamten Organismus – erfassen, verarbeiten und entsprechende Reaktionen auslösen können.

Diese Botschaften sind vielfältig. Sie reichen von kleinen Molekülen wie ATP, das auch als Signalstoff dient, über reaktive Sauerstoffmoleküle, die in kontrollierten Mengen wichtige Regulationsaufgaben erfüllen, bis hin zu Bruchstücken der mitochondrialen DNA, die im Organismus als Warnsignale wahrgenommen werden und beispielsweise als Aktivatoren für das Immunsystem wirken. Mitochondrien entscheiden dadurch, ob der Körper im „Wachstumsmodus" bleibt, in den „Reparaturmodus" schaltet oder sogar ein „Alarmzustand" und der Start von Notfallprogrammen ausgelöst werden.

DIE ALTERSFORSCHUNG beschreibt heute eine Reihe biologischer Systeme, Signalnetzwerke und zellulärer Prozesse, deren Fehlfunktionen und Dysbalancen parallel mit dem Alterungsprozess auftreten. Sie werden daher als sogenannte „Kennzeichen des Alterns" *(Hallmarks of Aging)* bezeichnet.[120, 121] Für ein besseres Verständnis dieser Prozesse können wir uns das Altern bildhaft als großes Orchester vorstellen, in dem jedes „Kennzeichen des Alterns" von einer Musikerin oder einem Musiker übernommen wird.

- Die DNA-Schäden (Genominstabilität) spielen den Kontrabass. Gemeint sind damit Veränderungen und Brüche in der DNA, die nicht angeboren sind, sondern durch Lebensstil und Umwelt erworben werden, mit der Zeit zunehmen und die Funktion von Zellen beeinträchtigen können.

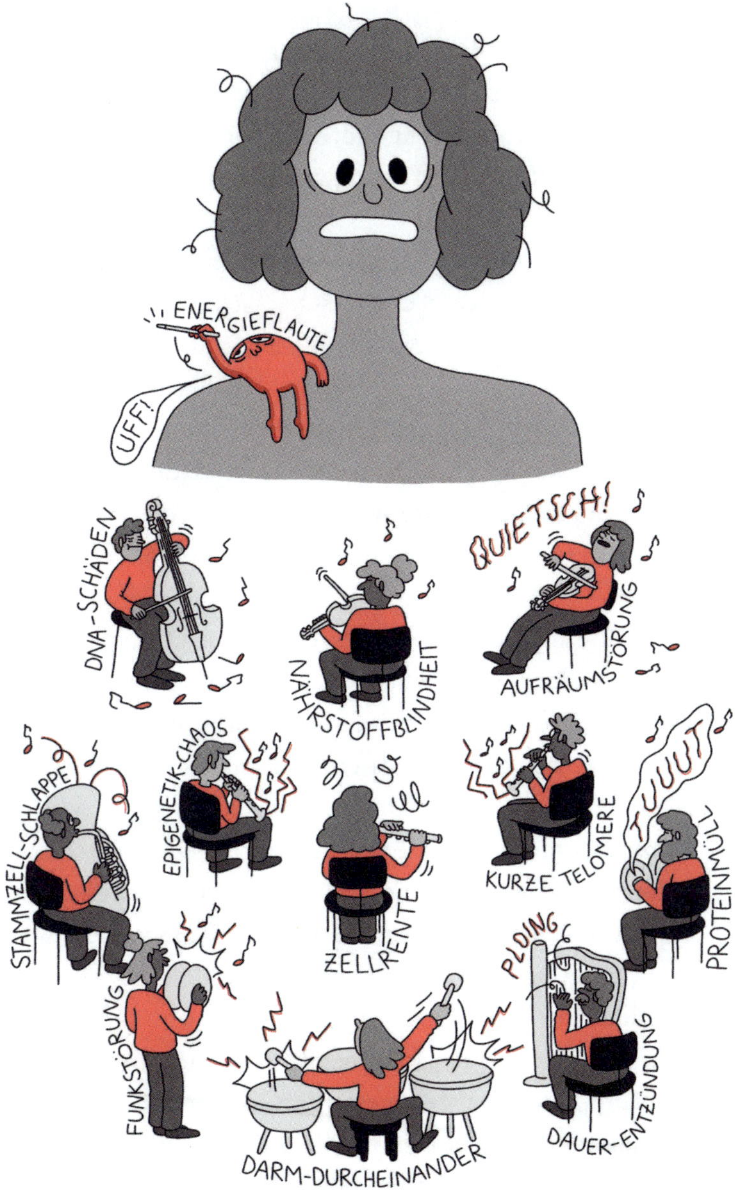

Kommt es alterungsbedingt zu einer Abnahme der Mitochondrienfitness, hat dies negative Auswirkungen auf das gesamte Orchester der „Kennzeichen des Alterns".

- Die Nährstoffblindheit (gestörte Nährstoffsensorik) zupft verstimmt an der ersten Geige. Dadurch kann die Zelle nicht mehr richtig erkennen, wie viel Energie und welche Nährstoffe zur Verfügung stehen, und reagiert daher falsch.
- Die Aufräumstörung (Autophagie-Störung) sägt mit schrägen Dissonanzen auf der Bratsche, wenn defekte Zellbestandteile nicht mehr effektiv abgebaut und recycelt werden.
- Das Epigenetik-Chaos (epigenetische Veränderungen) improvisiert wie verrückt auf der Oboe. Dadurch geraten die Steuerungselemente aus der Balance, die eigentlich kontrollieren sollen, welche Gene an- oder abgeschaltet werden.
- Die Zellrente (zelluläre Seneszenz) bläst uninspiriert in die Querflöte. Betroffene Zellen sollten eigentlich entsorgt werden, sind aber weiterhin aktiv und infizieren als „Zombies" mit schädlichen Signalen immer mehr gesunde Zellen in ihrer Umgebung.
- Kurze Telomere (Telomerverkürzung) greifen zur Klarinette. Mit jedem Teilungszyklus werden die Endkappen der Chromosomen kürzer, bis sie ihre schützende Funktion endgültig verlieren und die Zellen zu Greisen machen.
- Stammzell-Schlappe (Stammzellerschöpfung) stürzt mit der dumpfen Tuba den gesamten Klangteppich in Disharmonie. Dadurch nimmt die Regenerationsfähigkeit von Geweben ab, weil die Vorräte an vitalen Stammzellen immer mehr schwinden.
- Die Funkstörung (fehlregulierte Zellkommunikation) schlägt wie wild die Becken aneinander. Der Austausch

von Signalen zwischen Zellen funktioniert dadurch nicht mehr reibungslos, sodass der Organismus nicht mehr entsprechend auf Veränderungen reagieren kann.

- Ein Darm-Durcheinander (Dysbiose des Mikrobioms) bringt das Gleichgewicht in der Darmflora wie ein chaotisch trommelnder Schlagzeuger aus der Balance, was das Immunsystem und den gesamten Stoffwechsel durcheinanderrumpeln lässt.
- Die Dauer-Entzündung (chronische Entzündung) erzeugt auf der Harfe schrille Töne, die das Immunsystem dauerhaft aktivieren und langfristig Zellen und Organe schädigen.
- Proteinmüll (Verlust der Proteinhomöostase) lässt schräge Töne aus dem Horn erklingen, wenn Eiweiße in den Zellen falsch gefaltet oder nicht rechtzeitig abgebaut werden und sich als schädliche Klumpen im Gehirn ansammeln.

Damit dieses Orchester nicht ins völlige Chaos abdriftet, braucht es die Mitochondrien als Dirigentinnen. Sie koordinieren das Zusammenspiel, entscheiden, wann die Streicher sich zurücknehmen, die Bläser einsetzen oder das Schlagzeug endlich mal Ruhe geben soll. Solange die Mitochondrien am Taktstock vital bleiben, kann unser „Orchester des Alterns" eine gesunde Symphonie spielen. Erleiden die Mitochondrien hingegen eine „Energieflaute" und kann die Dirigentin nur noch mit Mühe den Taktstock halten, schleichen sich Disharmonien in unsere Melodie des Lebens ein.

TATSÄCHLICH GIBT die Forschung immer häufiger Hinweise darauf, dass Mitochondrien für fast alle Kennzeichen des Alterns eine übergeordnete Schlüsselrolle spielen.[122] Sie liefern nicht nur die Energie, die für Reparatur, Erneuerung und Schutzmechanismen nötig ist, sie geben auch die Signale, die solche Prozesse überhaupt erst in Gang setzen können. Energie ist dabei die Grundlage jeder Funktion. Ohne ATP kann keine DNA repariert, kein Protein korrekt gefaltet und kein Abwehrmechanismus gestartet werden. Energie allein genügt aber nicht, denn sie muss auch zur richtigen Zeit und am richtigen Ort verfügbar sein. In diesem Zusammenhang übernehmen Mitochondrien ihre Rolle als Dirigentinnen. Sie messen, wie es um die Zelle steht, und steuern mit ihren Signalen, wohin die Energie fließen soll: in akute Reparaturen, in den Aufbau neuer Strukturen oder in den Erhalt lebenswichtiger Basisfunktionen.[123]

Zum Abschluss der Kapitel über Energievampire, chronische Erkrankungen und das „Orchester des Alterns" drängt sich natürlich unweigerlich die Frage auf, wie wir die feinen Warnsignale unserer Mitochondrien möglichst früh erkennen können.

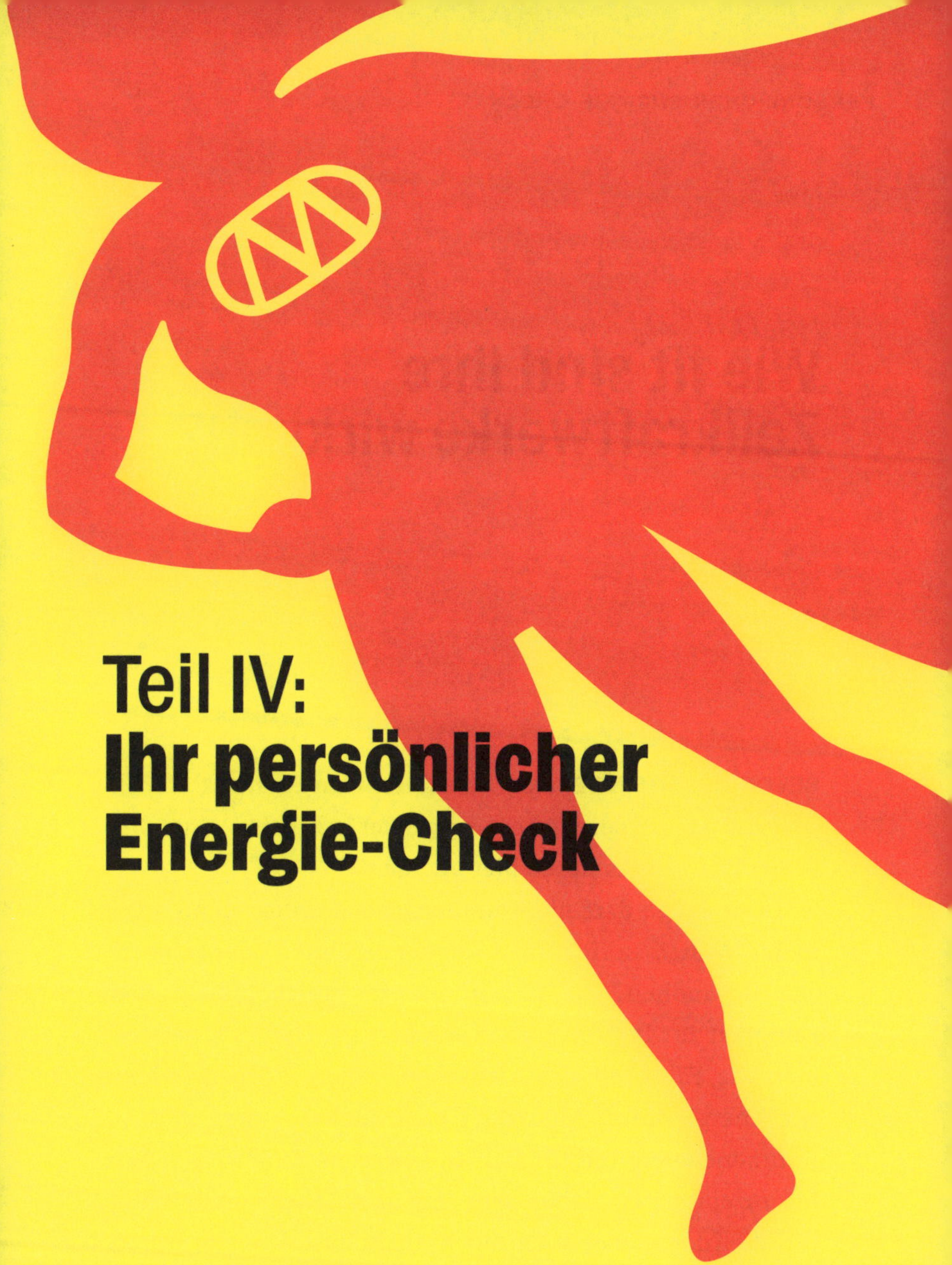

Teil IV:
Ihr persönlicher Energie-Check

Wie fit sind Ihre Zellkraftwerke wirklich?

BEVOR MESSGERÄTE oder Laborwerte zum Einsatz kommen, beginnt jeder Energiecheck mit einer scheinbar einfachen Frage: Wie geht es Ihnen hier und heute?

Diese Frage darf nicht unterschätzt werden, denn sogar in der Medizin spricht man von der gefühlten oder subjektiven Gesundheit, die tief in unserer psychobiologischen Fähigkeit zur Interozeption verankert ist. Darunter versteht man die Fähigkeit des Menschen, innere Körperzustände wie Energiestatus, Müdigkeit oder auch Schmerz bewusst wahrzunehmen und für sich zu bewerten. Eine ausgeprägte Interozeption ist daher sehr eng mit Lebensqualität und Wohlbefinden, aber auch mit Krankheitsverlauf und -prognose verknüpft, manchmal kann sie sogar mehr aussagen als klassische Blutwerte. Vielleicht wird es Sie nicht überraschen, dass auch die Mitochondrien bei der Interozeption und in der Steuerung der grundlegenden Physiologie eine zentrale Rolle spielen.[124]

Vielleicht haben Sie diese Diskrepanz zwischen klinischen Messwerten und Ihrem Empfinden bereits selbst erlebt: Sie fühlen sich müde, erschöpft, Ihre Leistungsfähigkeit sinkt und doch zeigt das Blutbild keinerlei Auffälligkeiten. Die Leberwerte sind in Ordnung, das Herz schlägt regelmäßig, die Schilddrüse scheint zu funktionieren. Auf dem Papier sind Sie daher gesund, obwohl Sie merken, dass etwas nicht stimmt. Auch die subjektive Gesundheit auf der Grundlage Ihrer Fähigkeit zur Interozeption lässt sich systematisch messen und auf eine Weise erfassen, die wissenschaftlichen Standards entspricht und Ihr individuelles Empfinden quantifizierbar macht.

Ich habe dazu den „Energiekompass" entwickelt. Es handelt sich dabei um einen Fragebogen zur Selbsteinschätzung der Energiegesundheit. Er wurde erstellt, um zentrale Aspekte der Energiebereitstellung, Anpassungsfähigkeit und der langfristigen Stabilität des Energiestoffwechsels alltagsnah abzubilden und gleichzeitig an etablierte klinische Konzepte anschließen zu können.

Der Energiekompass umfasst drei Dimensionen mit jeweils zehn Fragen: „Energiemobilisierung im Alltag", „Regeneration und Flexibilität nach Belastung" sowie „Langfristige Robustheit der Energiebereitstellung". Diese Dimensionen im Energiekompass stehen für die funktionellen Ebenen des Energiestoffwechsels und orientieren sich konzeptionell an international validierten Fragebögen zu Vitalität, Fatigue, Stress, Erholung, Schlafqualität und Resilienz.[125–129]

Der Energiekompass – und das ist ganz wichtig – ist kein diagnostisches Instrument, soll keine Diagnose ersetzen und dient daher nur als Standortbestimmung für Sie und Ihren Energiestatus.

Der Energiekompass

Die Dimension Energiemobilisierung im Alltag beschreibt die Fähigkeit, Energie bedarfsgerecht bereitzustellen, wenn sie gebraucht wird. Wir haben bereits gesehen, wie effizient Mitochondrien Glukose und Fettsäuren in ATP verwandeln (siehe S. 37) und wie schnell Sie es im Alltag merken, wenn diese Maschinerie stockt. Müdigkeit, Antriebslosigkeit oder Konzentrationsprobleme sind deshalb sehr unmittelbare Hinweise, dass die Energieproduktion der Mitochondrien nicht reibungslos läuft.

Die Dimension Regeneration und Anpassung nach Belastung knüpft an das Konzept der metabolischen Flexibilität an, das wir ebenfalls bereits kennengelernt haben (siehe S. 78). Ihr Körper muss ausreichend Energie erzeugen und zudem auch schnell zwischen verschiedenen Stoffwechselzuständen switchen können. Aktivität und Ruhe, Zucker- und Fettverbrennung, Stress und Entspannung wechseln teils sehr abrupt und dynamisch. Ein gut funktionierender Stoffwechsel zeigt sich darin, wie schnell Sie nach Sport, Stress oder Krankheit wieder ins Gleichgewicht zurückfinden. Wenn das schwerfällt oder sehr lange dauert, hängt die fehlende Balance auch mit eingeschränkter Anpassungsfähigkeit der Mitochondrien zusammen.

Langfristige Robustheit ist das Fundament der dauerhaften Energiegesundheit des gesamten Organismus. Sie entspricht dem, was in der Medizin als Widerstands- oder Abwehrkraft beschrieben wird. Hier geht es darum, wie gut Ihr Energiesystem Belastungen und Angriffen durch Energievampire über längere Zeit standhält. Werden Sie leicht krank, fühlen Sie sich häufig auf Reserve oder trägt Sie Ihre

Energie auch durch schwierige Phasen? Genau diese Robustheit entscheidet mit, ob Ihr Organismus zusammenbricht oder dauerhaft widerstandsfähig bleibt.

Zu jeder der drei vorgestellten Dimensionen finden Sie zehn Fragen, die sehr eng an Ihren Alltag angelehnt sind. Beantworten Sie bitte jede Frage nach Ihrem aktuellen Empfinden. Es gibt kein Richtig oder Falsch, entscheidend ist, was Sie wahrnehmen.

Energiemobilisierung im Alltag

Punkte eintragen

1. Ich starte morgens mit Schwung in den Tag.
   1 = nie · 2 = selten · 3 = manchmal · 4 = oft · 5 = immer
2. Ich fühle mich erschöpft, obwohl meine Aufgaben überschaubar sind.
   1 = immer · 2 = oft · 3 = manchmal · 4 = selten · 5 = nie
3. Ich kann mich längere Zeit konzentrieren, ohne geistig abzufallen.
   1 = nie · 2 = selten · 3 = manchmal · 4 = oft · 5 = immer
4. Ich erlebe tagsüber einen Leistungseinbruch.
   1 = immer · 2 = oft · 3 = manchmal · 4 = selten · 5 = nie
5. Körperliche Aktivität wie Treppensteigen oder Spazierengehen fällt mir leicht.
   1 = nie · 2 = selten · 3 = manchmal · 4 = oft · 5 = immer
6. Schon kleine körperliche Belastungen kosten mich unverhältnismäßig viel Kraft.
   1 = immer · 2 = oft · 3 = manchmal · 4 = selten · 5 = nie
7. Ich packe Aufgaben motiviert und mit Freude an.
   1 = nie · 2 = selten · 3 = manchmal · 4 = oft · 5 = immer
8. Ich lasse Dinge unerledigt liegen, weil mir die Energie fehlt.
   1 = immer · 2 = oft · 3 = manchmal · 4 = selten · 5 = nie

9. Ich spüre im Verlauf des Tages Momente, in denen ich voller Energie bin.
   1 = nie · 2 = selten · 3 = manchmal · 4 = oft · 5 = immer

10. Ich fühle mich antriebslos und leer.
    1 = immer · 2 = oft · 3 = manchmal · 4 = selten · 5 = nie

Regeneration und Anpassung nach Belastung

1. Nach körperlicher Anstrengung erhole ich mich schnell.
   1 = nie · 2 = selten · 3 = manchmal · 4 = oft · 5 = immer

2. Nach Stress bleibe ich lange angespannt und unruhig.
   1 = immer · 2 = oft · 3 = manchmal · 4 = selten · 5 = nie

3. Ich finde leicht zurück in einen ausgeglichenen Zustand.
   1 = nie · 2 = eher schwer · 3 = manchmal · 4 = oft · 5 = sehr leicht

4. Ich erhole mich schlechter als früher von Belastungen.
   1 = immer · 2 = oft · 3 = manchmal · 4 = selten · 5 = nie

5. Veränderungen oder unerwartete Situationen meistere ich flexibel.
   1 = nie · 2 = selten · 3 = manchmal · 4 = oft · 5 = immer

6. Unerwartete Anforderungen bringen mich aus dem Tritt.
   1 = immer · 2 = oft · 3 = manchmal · 4 = selten · 5 = nie

7. Sport oder Bewegung gibt mir spürbar neue Energie.
   1 = nie · 2 = selten · 3 = manchmal · 4 = oft · 5 = immer

8. Ich kann schlecht abschalten und liege oft wach, weil ich grüble.
   1 = jede Nacht · 2 = oft · 3 = manchmal · 4 = selten · 5 = nie

9. Mein Körper wechselt spürbar zwischen Aktivität und Erholung.
   1 = nie · 2 = selten · 3 = manchmal · 4 = oft · 5 = sehr deutlich

10. Belastungen wirken bei mir noch Tage nach.
    1 = immer · 2 = oft · 3 = manchmal · 4 = selten · 5 = nie

Langfristige Robustheit und Widerstandskraft

1. Meine Energie trägt mich auch durch längere Belastungen.
   1 = nie · 2 = selten · 3 = manchmal · 4 = oft · 5 = immer

2. Ich fühle mich schnell ausgelaugt, wenn Belastungen länger anhalten.
   1 = immer · 2 = oft · 3 = manchmal · 4 = selten · 5 = nie

3. Meine Stimmung bleibt auch in schwierigen Phasen stabil.
   1 = nie · 2 = selten · 3 = manchmal · 4 = oft · 5 = immer

4. Ich habe das Gefühl, „auf Reserve“ zu laufen.
   1 = immer · 2 = oft · 3 = manchmal · 4 = selten · 5 = nie

5. Ich bleibe auch in stressigen Zeiten körperlich stabil.
   1 = nie · 2 = selten · 3 = manchmal · 4 = oft · 5 = immer

6. Schon kleine Störungen (zum Beispiel Lärm, Schlafdefizit) bringen mich aus dem Gleichgewicht.
   1 = immer · 2 = oft · 3 = manchmal · 4 = selten · 5 = nie

7. Ich fühle mich insgesamt widerstandsfähig und belastbar.
   1 = nie · 2 = selten · 3 = manchmal · 4 = oft · 5 = immer

8. Ich brauche lange, um nach Infekten oder Erkrankungen wieder auf die Beine zu kommen.
   1 = immer · 2 = oft · 3 = manchmal · 4 = selten · 5 = nie

9. Ich habe Vertrauen in meine innere Stärke.
   1 = nie · 2 = selten · 3 = manchmal · 4 = oft · 5 = immer

10. Ich fühle mich, als ob mein System „kurz vor dem Abschalten“ steht.
    1 = immer · 2 = oft · 3 = manchmal · 4 = selten · 5 = nie

Bitte beantworten Sie alle Fragen und addieren dann jeweils Ihre Punkte für die drei Kategorien. Pro Kategorie sind zwischen 10 und

50 Punkte möglich. Tragen Sie die Summenwerte in die drei Felder ein:

Energiemobilisierung im Alltag:	Punkte
Regeneration und Balance nach Belastung:	Punkte
Langfristige Robustheit und Widerstandskraft:	Punkte

Damit diese Werte gut einzuordnen sind, nutzen wir einen Schwellenwert von 35, was 70 Prozent des Maximalwertes von 50 Punkten je Kategorie entspricht und sich in der Praxis bewährt hat, um eine einfache Differenzierung zwischen „okay“ und „nicht okay“ zu ermöglichen. Liegt die Punktzahl in einer der drei Kategorien bei 35 oder mehr, dann befindet sich diese Kategorie im grünen Bereich. Erreichen Sie weniger als 35 Punkte, ist dies ein Hinweis auf Einschränkungen. Das bedeutet ausdrücklich nicht, dass sie krank sind. Ein solches Ergebnis signalisiert Ihnen lediglich, dass Ihr Energiesystem in diesem Bereich ins Ungleichgewicht geraten sein könnte und besonderer Aufmerksamkeit bedarf.

≥ 35 Punkte = hoch (grün)

< 35 Punkte = niedrig (rot)

Jede Kombination erzählt ihre eigene Geschichte und genau darin liegt die Stärke des Energiekompasses (siehe Tabelle rechts). Ihr persönlicher Energiekompass macht für Sie etwas sichtbar, das Sie im Alltag vielleicht bislang übersehen haben. Der Fragebogen ist deshalb ein erster wertvoller Schritt, um die innere Wirklichkeit Ihres Energiesystems zu erfassen, und erlaubt Ihnen mitels Selbsteinschätzung eine erste Standortbestimmung.

Ihr persönlicher Energiekompass – Auswertung:

Leistung	Anpassung	Widerstandskraft	Energiekompass
hoch	hoch	hoch	Ihr Energiehaushalt ist stabil und flexibel. Sie können schnell Leistung abrufen, sich gut erholen und bleiben auch langfristig robust.
niedrig	hoch	hoch	Sie fühlen sich im Alltag schneller erschöpft, können sich aber meist rasch erholen und bleiben auf Dauer stabil.
hoch	niedrig	hoch	Sie können schnell Energie abrufen, doch bei starker Beanspruchung hinkt Ihre Regeneration hinterher. Stress wirkt länger nach, oft helfen erst längere Pausen.
hoch	hoch	niedrig	Sie sind leistungsfähig und erholen sich gut, haben aber ein geschwächtes Fundament. Das kann sich zum Beispiel in höherer Infektanfälligkeit oder dem Gefühl zeigen, häufig auf Reserve zu laufen.
niedrig	niedrig	hoch	Ihr Fundament ist solide, aber Sie können Energie im Alltag nicht gut mobilisieren und Belastungen nicht flexibel abfedern.
niedrig	hoch	niedrig	Sie sind im Alltag eher erschöpft. Zwar erholen Sie sich relativ rasch nach Belastung, langfristig fehlen jedoch Reserven und Stabilität.
hoch	niedrig	niedrig	Sie starten stark, brechen unter Belastung jedoch schneller ein. Die Regeneration verläuft träge, langfristig sind Sie anfälliger.
niedrig	niedrig	niedrig	Ihre Energie ist aktuell deutlich eingeschränkt. Mobilisierung und Erholung funktionieren schlecht und die Reserven sind niedrig. Hier sind Entlastung, Schlaf, medizinische Abklärung und ein schrittweiser Aufbau besonders sinnvoll.

Um diese Wahrnehmung noch weiter zu ergänzen, lohnt sich die Nutzung von Verfahren, die den Status des Energiestoffwechsels auch objektiv sichtbar machen können, ohne dass direkt Blut abgenommen oder invasive Tests durchgeführt werden müssen. Dazu haben sich nicht-invasive Messsysteme etabliert, die eng mit der Funktion der Mitochondrien und der generellen Regulation des Stoffwechsels verbunden sind.

Die Herzfrequenzvariabilität (HRV) ist ein hilfreicher Indikator, der die Flexibilität des Körpers zwischen Belastung und Erholung und zugleich die Fitness der Mitochondrien widerspiegelt. Die bioelektrische Impedanzanalyse (BIA) liefert Informationen zur Körperzusammensetzung, zum Zustand der Zellmembranen und zur Hydratation. Besonders aufschlussreich ist die Messung der maximalen Sauerstoffaufnahme (VO_2max) aus der Spiroergometrie, weil sie zeigt, wie effizient der Körper Sauerstoff für ATP-Produktion nutzt. All diese Verfahren ermöglichen eine objektive Einschätzung des Energiestoffwechsels und damit auch der mitochondrialen Funktion.

Herzfrequenzvariabilität – Verbindung von Nerven-, Stress- und Energiesystem

Die Messung der HRV ist heute erstaunlich einfach. Während sie früher fast ausschließlich in der Klinik oder im Leistungssport eingesetzt wurde, gibt es mittlerweile Tracking-Geräte, Brustgurte oder Sensoren in smarten Ringen oder Uhren, die die HRV-Daten erfassen können. Obwohl die HRV-Messung mittlerweile allgegenwärtig ist, möchte ich Ihnen zunächst erklären, was genau gemessen wird, bevor ich Ihnen erzähle, warum die HRV bildhaft das „Fenster zu den Mitochondrien“ aufstößt.

Worauf wir uns glücklicherweise alle verlassen können, ist, dass unser Herz zuverlässig, Tag und Nacht, 24/7 schlägt. Pro Minute etwa 60 Schläge, am Tag über 80.000 Mal, sodass über die gesamte Lebenszeit von 80 Jahren unfassbare 2,5 Milliarden Herzschläge zusammenkommen. Allerdings schlägt unser Herz nicht wie ein starres Metronom. Die Abstände zwischen den einzelnen Schlägen variieren leicht und sind mal kürzer, mal länger. Diese feinen Unterschiede nennt man Herzfrequenzvariabilität.

Diese sehr geringgradigen Varianzen zwischen den Herzschlägen sind nicht spürbar, sie liegen im Millisekundenbereich und haben nichts mit krankhaften Rhythmusstörungen zu tun. Im Gegenteil: Eine hohe Unregelmäßigkeit in der HRV ist ein Zeichen hoher Vitalität und guter Gesundheit.

Warum ist das so? Weil die HRV das Zusammenspiel und die enge Kommunikation dreier zentraler Systeme in unserem Organismus widerspiegelt, nämlich des autonomen Nervensystems, der Stressachse und der mitochondrialen Energieproduktion. Das autonome Nervensystem ist eine Art Steuermann zahlloser Organfunktionen und reguliert wie mit Bremse und Gaspedal im schnellen Wechsel den Abstand zwischen den einzelnen Herzschlägen.

Sein sympathischer Anteil (Gaspedal) beschleunigt den Herzschlag, verringert dadurch die Abstände zwischen den Schlägen und macht uns bereit für Aktivität. Der parasympathische Anteil mit dem wichtigen Bremspedal des Vagusnervs bremst den Herzschlag durch Verlängerung der

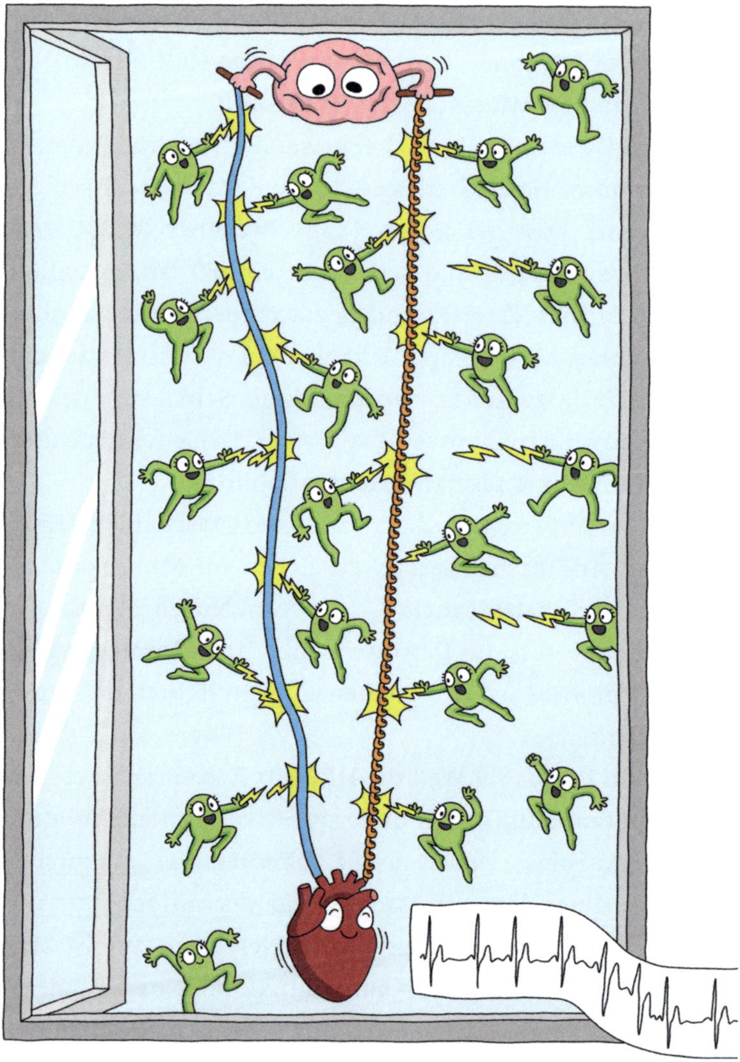

Die Messung der Herzfrequenzvariabilität öffnet ein Fenster und gewährt einen Blick auf die Dynamik des autonomen Nervensystems. Dieses reguliert den Abstand zwischen den Herzschlägen. Steigt es aufs Gas, wird der Sympathikus aktiviert (rechte Seite), das Herz schlägt schneller. Bremst es, so übernimmt der Parasympathikus (linke Seite), der Herzschlag wird ruhiger. Die Mitochondrien liefern die Energie für dieses Wechselspiel.

Abstände zwischen den Herzschlägen und sorgt für Ruhe und Erholung. Ein gesunder Organismus schaltet sehr flexibel und in Bruchteilen einer Sekunde zwischen diesen Polen hin und her. Genau das ist die HRV, die eine Art Fenster zum autonomen Nervensystem sowie zum Energiestoffwechsel aufstößt.[130] Eine hohe Variabilität der HRV ist Zeichen einer guten und dynamischen Vitalität des gesamten Organismus, niedrige HRV dagegen Kennzeichen für eine krankhafte Starrheit.

DOCH DIESER RHYTHMUS ist nicht nur eine Sache von Nervenfasern des autonomen Nervensystems. Er ist auch untrennbar mit der Stressachse verbunden, die aus dem fein abgestimmten Zusammenspiel der Gehirnregionen namens Hypothalamus und Hypophyse sowie der Nebennierenrinde besteht. Wie wir im Kapitel zu chronischem Stress (siehe S. 108) erfahren haben, reguliert diese Organverbindung Stresshormone wie Cortisol und Adrenalin. Wenn Stress überhandnimmt und die Achse dauerhaft aktiviert ist, wirkt sich das unmittelbar auf den Herzschlag und die HRV aus. Dann dominiert der Sympathikus, der Vagus zieht sich immer mehr zurück und in Folge sinkt auch die HRV. Der Körper bleibt dauerhaft im „Alarmmodus" eingefroren, was langfristig viel Energie kostet und den Organismus erschöpft.[131]

Exakt an dieser Stelle kommen – neben dem autonomen Nervensystem und dem Stresssystem – die Mitochondrien und der Energiestoffwechsel als drittes System ins Spiel: Wie wir gesehen haben, verbraucht jede Anpassung, jeder Herzschlag, jede Stressantwort Energie in Form von ATP. Gerade die Herzmuskelzellen brauchen enorme Mengen davon, um ihre rhythmische Arbeit gut synchronisiert leisten zu können. Auch die beiden Anteile des autonomen Nervensystems, Sympathikus und Parasympathikus, benötigen für das schnelle Wechselspiel zwischen Bremse und Gaspedal die Energiemengen der Mitochondrien. Denn nur wenn die Mitochondrien flexibel und effizient arbeiten, können Herz und Nervensystem gut synchronisiert und dynamisch reagieren.[132]

Es gibt aber noch zwei weitere objektive Messverfahren, die das Bild aus Energiekompass und HRV-Messung zur Fitness der Mitochondrien valide ergänzen können.

Bioelektrische Impedanzanalyse – die Qualität des Stoffwechselgewebes

Bioelektrische Impedanzanalyse (BIA) klingt zunächst sehr technisch, kann aber ganz einfach erklärt werden: Zur BIA wird schwacher und ungefährlicher Strom durch den Körper geschickt. Je nachdem, ob er durch Muskelgewebe, Fett oder Wasser fließt, verändert sich sein Widerstand. Denn Muskeln leiten den Strom besser, Fettgewebe leitet ihn schlechter und auch die Flüssigkeit in und zwischen den Zellen spielt eine Rolle für die Widerstandsmessung. Die BIA-Messung ermöglicht daher eine genaue Aufschlüsselung, wie viele Prozentanteile Ihres Körpers auf Muskelmasse, Fettmasse und Wasser entfallen. Das ist wichtig, weil ein hoher Muskelanteil meist mit einer besseren Stoffwechselgesundheit und höherer Leistungsfähigkeit einhergeht, während ein zu hoher Fettanteil bekanntermaßen als ein (ge-)wichtiger Risikofaktor für viele Erkrankungen gilt.

Was aber im Zusammenhang mit dem Energiestoffwechsel deutlich interessanter ist und über die Zusammensetzung der Körpermasse hinausgeht, ist die Bestimmung der sogenannten stoffwechselaktiven Zellmasse *(Body Cell Mass, BCM)*. Auch sie kann mit professionellen BIA-Messgeräten bestimmt werden. Sie umfasst alle Zellen, die aktiv am Stoffwechsel teilnehmen – das sind neben den Muskelzellen auch die Zellen in Leber, Herz oder Nieren. Die BCM ist deshalb ein indirekter Indikator dafür, wie viel „Leben" im Körper steckt: Je größer diese stoffwechselaktive Zellmasse ist, desto mehr Energie kann der Körper bereitstellen und für die Vitalfunktionen verbrauchen.[133, 134]

DER SOGENANNTE Phasenwinkel, der mittels BIA ermittelt werden kann, gibt indirekt Auskunft darüber, wie intakt und funktionsfähig die Zellmembranen sind. Dabei werden nicht nur die äußeren Zellmembranen als Zellhüllen erfasst, sondern auch die Membranen der Organellen innerhalb der Zellen, zu denen die Mitochondrienmembranen gehören. Ein intakter Zustand dieser Membranen ist entscheidend für die Effizienz der Energieproduktion, weil die Mitochondrien auf gesunde Membranstrukturen angewiesen sind, um optimal arbeiten zu können. Daher gibt die BIA mit dem Phasenwinkel indirekt Auskunft über die Qualität und Gesundheit des gesamten Stoffwechselgewebes, einschließlich der Mitochondrienmembranen.[133, 134]

Ein hoher Phasenwinkel steht für stabile, gesunde Zellmembranen und hohe Zellvitalität. Ist der Phasenwinkel dagegen niedrig, kann das unter anderem auf geschwächte Membranen, eine eingeschränkte Zellfunktion mit entzündlichen Prozessen sowie oxidativen Stress hinweisen.[135–137]

Damit ist der Phasenwinkel eine Art Frühwarnsystem für nachlassende Zellgesundheit, noch bevor sich klinische Symptome bemerkbar machen.

Während die BIA also vor allem die Struktur und Integrität des Energiegewebes misst, zeigt die im Folgenden beschriebene VO_2max-Bestimmung, wie leistungsfähig die Energiebereitstellung tatsächlich ist.

VO_2max als Goldstandard

VO_2max steht für die maximale Sauerstoffaufnahme des Körpers. Sie wird in einer Spiroergometrie gemessen, bei der man auf dem Fahrrad oder Laufband bis an die Belastungsgrenze kommt, während die Atemgase über eine Atemmaske aufgefangen und anschließend analysiert werden.[138]

Sauerstoff ist der zentrale Rohstoff für die mitochondriale Atmungskette und hat bis zu den Mitochondrien bereits eine längere Reise hinter sich. Er wird beim Einatmen über die Lunge ins Blut aufgenommen und an das Hämoglobin in den roten Blutkörperchen gebunden. Von Letzteren wird er über den Blutkreislauf zu allen Körperzellen transportiert und gelangt schließlich durch Zell- und Mitochondrienmembranen in die Mitochondrien, wo er im Komplex IV der Atmungskette die Elektronen am Ende des Staffellaufes aufnimmt und dadurch erst die Produktion von ATP als Energiequelle ermöglicht (siehe S. 37).

Je höher die Gesamtkapazität dieses Systems ist, Sauerstoff aufzunehmen, zu transportieren, in die Zellen und Mitochondrien zu schleusen und nutzbar zu machen, desto höher kann auch die Kapazität in der mitochondrialen Energieproduktion werden. Eine hohe VO_2max bedeutet also, dass Lunge, Herz, Blut, stoffwechselaktive Zellen und energieerzeugende Mitochondrien perfekt zusammenarbeiten, damit der gesamte Organismus schnell in der Lage ist, als Reaktion auf einen hohen Bedarf entsprechende Mengen ATP-Energie zu produzieren.

Die VO_2max ist aber nicht nur ein Marker für sportliche Leistungsfähigkeit, sondern auch für Langlebigkeit und Gesundheit. Studien zeigen, dass Menschen mit höherer VO_2max eine deutlich bessere Prognose in Bezug auf Herz-Kreislauf-Erkrankungen, Stoffwechselstörungen und die allgemeine Lebensqualität haben.[138]

Mitochondrien im Labor

Neben der Selbsteinschätzung und diesen drei nicht-invasiven Verfahren HRV, BIA und VO_2max eröffnet die Analyse von Blut und Urin eine weitere Ebene zur Erfassung der Energiegesundheit, indem die biochemischen Spuren der Mitochondrienarbeit direkt gemessen werden. Im Blut zeigt sich nämlich, ob Nährstoffe tatsächlich in den Zellen ankommen, ob Zwischenprodukte des Energiestoffwechsels vollständig weiterverarbeitet werden und ob ein gesundes Verhältnis zwischen Energieproduktion und oxidativem Stress besteht.

Die moderne Labordiagnostik hat mittlerweile fantastische Werkzeuge entwickelt, die die biochemischen Spuren der Mitochondrien immer besser abbilden.[139, 140] Ein zentrales Verfahren in der mitochondrialen Laboranalytik ist der sogenannte Bioenergetische Gesundheitsindex *(Bioenergetic Health Index, BHI)*. Dafür werden aus einer kleinen Blutprobe die Immunzellen isoliert, die in diesem Fall stellvertretend für die Zellen unseres Körpers stehen. Diese lebenden Zellen werden im Labor unter verschiedenen Bedingungen getestet. Es wird gemessen, wie viel Sauerstoff sie verbrauchen. Der BHI zeigt die Effizienz der mitochondrialen Energieproduktion, d. h. wie viel von diesem Sauerstoff tatsächlich in Energie umgesetzt wird, wie hoch die Maximalleistung unter Belastung ist und ob noch Reserven vorhanden sind.

Gerade diese Reservekapazität ist entscheidend dafür, ob die Mitochondrien flexibel genug sind, um auch bei höherem Energiebedarf zusätzliche Energie bereitstellen zu können, oder ob sie schon im Alltag am Limit laufen. Die Grundlast wird dann zwar noch getragen, doch die Reserve für höhere Leistung ist zu klein oder fehlt. Viele von chronischer Erschöpfung Betroffene berichten, dass sie für eine gewisse Zeit ohne größere Belastung „gut funktionieren", aber schon durch kleine Zusatzbelastungen aus der Bahn geworfen werden und die Regeneration danach sehr lange dauert.[141, 142]

Neben solchen Funktionsmessungen in Blutproben liefert auch die Analyse von Stoffwechselprodukten aus dem Energiestoffwechsel wertvolle Hinweise auf die Mitochondrienfunktion. Dazu lassen sich in Blut und Urin Moleküle nachweisen, die direkt aus den biochemischen Prozessen der Mitochondrien stammen. Zu den wichtigsten Metaboliten gehören Laktat und Pyruvat, die die zentralen Schnittstellen des Zuckerstoffwechsels abbilden.[140, 143, 144]

Ein gestörtes Laktat-Pyruvat-Verhältnis (L:P-Verhältnis) kann anzeigen, dass die Atmungskette in den Mitochondrien nicht effizient arbeitet und die Zellen zur Kompensation mehr Energie auf dem wenig effizienten anaeroben Weg (ohne Beteiligung der Mitochondrien) erzeugen müssen.[140, 143, 144] Ein normales Verhältnis von Laktat zu Pyruvat im Blut liegt typischerweise zwischen 5:1 und 15:1, bei Gesunden im Median bei 10:1. Das bedeutet, dass die Laktatkonzentration etwa zehnmal höher ist als die Pyruvatkonzentration. Dieses Verhältnis zeigt, dass die Atmungskette effizient arbeitet und die Energiegewinnung überwiegend aerob erfolgt. Bei Menschen mit deutlicher Einschränkung der Atmungskette erhöht sich in der Regel der Quotient auf über 25 bis 70 und einen Median von 30. Dies deutet darauf hin, dass die Zellen vermehrt auf den anaeroben Stoffwechsel zurückgreifen müssen, etwa weil die mitochondriale Funktion eingeschränkt ist. Es ist wichtig zu wissen, dass diese Messwerte je nach Art der Entnahme, Probenvorbereitung und weiterer Blutparameter sehr fragil und, wenn sie lediglich aus einer einzigen Blutprobe stammen, nicht aussagekräftig sind.

Auch die Blutanalyse von Ketonkörpern wie β-Hydroxybutyrat ist aufschlussreich für die Fähigkeit der Mitochondrien, flexibel zwischen Zucker- und Fettverbrennung zu wechseln. Ein Mangel an dieser metabolischen Flexibilität weist darauf hin, dass die Mitochondrien ihre Substratwahl nicht frei steuern können. Der Nüchtern-Blutwert von β-Hydroxybutyrat sollte im Bereich unter 0,5 mmol/l (Alltag) und bis etwa 1,0 mmol/l beim Fasten, Sport oder bei ketogener Ernährung liegen. Dauerhaft niedrige Werte trotz Fasten oder ketogener Ernährung können auf eine gestörte mitochondriale Funktion hinweisen.[145]

Noch tiefer gehen wir mit der mitochondrialen Labordiagnostik, wenn wir bei Verdacht auf eine mitochondriale Dysfunktion auch die Balance zwischen oxidativem Stress und antioxidativem Schutzsystem untersuchen. Mitochondrien produzieren bei ihrer Arbeit ATP und als Emissionen der Energieerzeugung auch reaktive Sauerstoff- und Stickstoffverbindungen. Wie bereits erläutert sind diese Radikale in geringen Mengen lebenswichtige Signalstoffe, die jedoch in hoher Konzentration zelluläre Proteine, Lipide und die DNA angreifen. Im Labor lassen sich dafür Marker wie 8-Hydroxy-2'-Desoxyguanosin im Urin bestimmen, das bei 2–20 ng/mg Kreatinin liegen sollte. Malondialdehyd im Plasma (0,5–2,0 µmol/l) und F2-Isoprostane im Urin (unter 300 pg/mg Kreatinin) zeigen, ob Lipidmembranen durch Radikale geschädigt wurden. Auch Plasma-Nitrotyrosin (unter 200 nmol/l) ist ein wichtiger Marker für oxidative Schäden, da es den Einfluss von reaktiven Stickstoffspezies sichtbar macht.[139, 140, 143, 144]

Auf der anderen Seite stehen die Schutzsysteme mit einer ganzen Batterie von Enzymen und zelleigenen Antioxidantien, die unter normalen Umständen die Belastungen durch reaktive Moleküle selbst abpuffern können.

Die Aktivität des Enzyms Superoxiddismutase (SOD) kann im Blutserum oder in den Erythrozyten bestimmt werden und sollte im Serum zwischen 1100 und 1600 U/g Hämoglobin liegen. Das stärkste zelleigene Antioxidans ist Glutathion, das als reduziertes Glutathion (GSH) und als oxidiertes Glutathion (GSSG) vorliegt. Der normale Blutwert für das reduzierte Glutathion liegt zwischen 600 und 1200 µmol/l. Das Verhältnis von GSH zu GSSG ist ein wichtiger Indikator für das antioxidative Potenzial und sollte möglichst hoch, im gesunden Zustand über 100:1 liegen. Ein eher pauschaler Marker für die antioxidative Kapazität des Systems ist die sogenannte *Total Antioxidant Capacity* (TAC) im Plasma, die normalerweise bei 1,0–1,7 mmol/l liegt. Werden ihre Konzentrationen gemessen, zeigt sich, ob der Organismus noch in der Lage ist, die gesunde Balance zu halten, oder ob er von einer schleichenden Überlastung bedroht ist.[139, 140]

Bitte beachten Sie bei den angegebenen Normalwerten, dass die genauen Referenzbereiche von Labor zu Labor leicht abweichen können und immer auch im Kontext sonstiger Befunde sowie individueller Faktoren (Alter, Lebensstil, Grunderkrankungen) interpretiert werden sollten. Wie beim L:P-Verhältnis erläutert, ist ein einmalig erhöhter Wert nicht zwangsläufig das Zeichen einer Einschränkung im Stoffwechsel oder einer Erkrankung und sollte daher immer im Gesamtzusammenhang aller Befunde bewertet und mit Wiederholungsmessungen bestätigt werden.

ABER WARUM ist es überhaupt relevant, diesen Aufwand zu betreiben und den Funktionszustand unserer Mitochondrien zu erfassen? Je nachdem, ob sie im Kontext einer bestehenden Erkrankung oder zur Prävention eingesetzt wird, erfüllt die Erfassung der Stoffwechselgesundheit und der Mitochondrienfunktion ganz unterschiedliche Zwecke. Bei manifesten Erkrankungen, die häufig durch „Energievampire" ausgelöst werden, ist die Diagnostik entscheidend, um bereits geschädigte Mitochondrien zu identifizieren und gezielt therapeutische Maßnahmen einzuleiten. Im präventiven Bereich hingegen ermöglicht die regelmäßige

Überprüfung der mitochondrialen Fitness bereits frühzeitig – also bevor klinische Symptome auftreten – eine schleichende Abnahme der Mitochondrienfunktion zu erkennen. Dadurch kann individuell gegengesteuert werden, um Krankheiten zu verhindern oder deren Ausbruch deutlich hinauszuzögern.

Es geht natürlich nicht nur darum, die Mitochondrienfitness zu messen. Es geht vor allem darum, aus der Messung entsprechende und individuell passende Lebensstiländerungen abzuleiten.

Teil V: Wie Sie Ihren Stoffwechsel pflegen

Was Mitochondrien mögen

GÄRTNERN SIE GERN? Dann sind Sie hier richtig. Ihr Lebensstil wirkt nämlich wie Dünger für die Mitochondrien, zusammengesetzt aus vielen unterschiedlichen Komponenten. Und Sie bestimmen – wie eine Gärtnerin oder ein Gärtner –, welche Düngermischung aus Ernährung, Bewegung oder Regeneration verwendet wird, um Mitochondrien und damit den gesamten Stoffwechsel mit den nötigen Baustoffen und Signalen so zu versorgen, dass ein gesunder, lebendiger Organismus gedeihen kann.[146]

Bevor wir uns anschauen, wie ein mitochondrienfreundlicher Lebensstil aussehen könnte, möchte ich darauf hinweisen, dass für viele der in der Folge genannten Lebensstilinterventionen derzeit noch keine randomisierten, Placebo-kontrollierten Studien vorliegen, sodass die wissenschaftliche Evidenz nach medizinischen Maßstäben eingeschränkt ist. Dennoch deuten zahlreiche Forschungsarbeiten darauf hin, dass durch gezielte Lebensstilmaß-

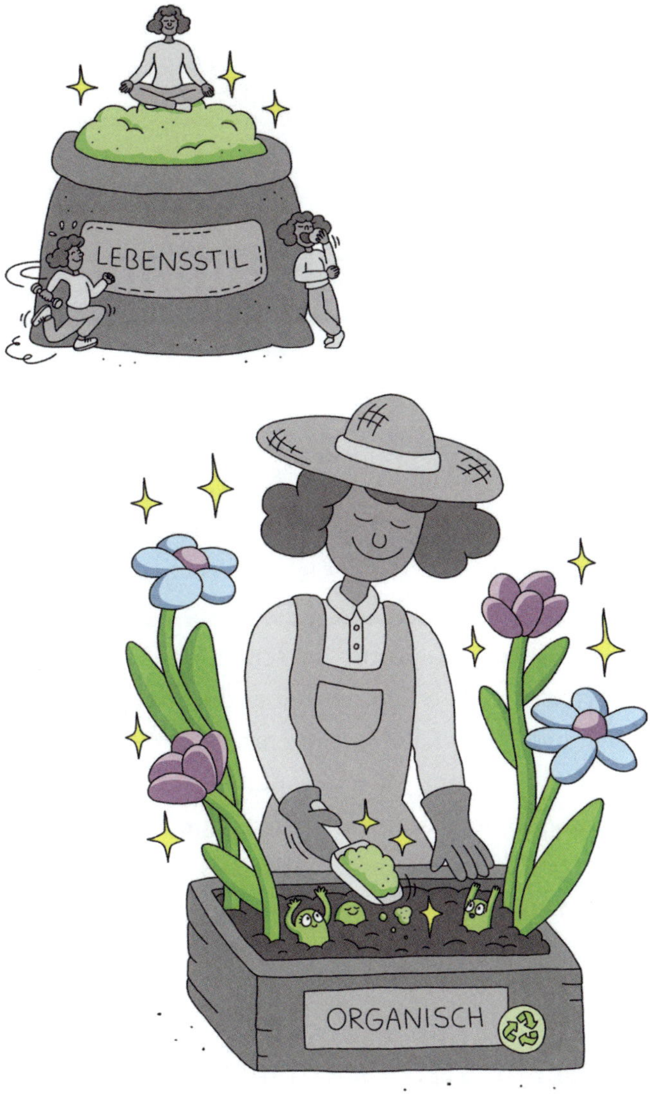

Setzen Sie Ihren Lebensstil als Dünger für die Fitness Ihrer Mitochondrien ein! Die Zusammensetzung des Düngers kann individuell verschieden sein.

nahmen sowohl die gesunde Lebenszeitspanne als auch die Energiegesundheit positiv beeinflusst werden können.

Futter für die Heldinnen

WENN WIR ÜBER Ernährung sprechen, denken viele Menschen automatisch an Kalorien. Aber die Energiegesundheit lässt sich nicht aufs Kalorienzählen reduzieren, weil es eben auch um die Qualität, Vielfalt, den technologischen Verarbeitungsgrad und die Zusammensetzung der Inhaltsstoffe in unseren Lebensmitteln geht. Sie bestimmen, ob unsere Zellen und unsere Mitochondrien das bekommen, was sie für unsere Leistungsfähigkeit brauchen.[147]

Dauerhafte Stoffwechselpflege ist besser als kurze Diäten

Konventionelle Diäten setzen oft auf schnelle, kurzfristige Erfolge, berücksichtigen dabei aber nicht die nachhaltige Pflege unseres Stoffwechsels. Erst durch einen gezielt gestalteten Lebensstil, insbesondere mit passender Ernährung, unterstützen wir unsere Mitochondrien langfristig und fördern so unsere Energiegesundheit.[146] Wie ein Gärtner, der seinen Pflanzen den richtigen Dünger gibt.

Die einzelnen Komponenten unserer Ernährung entscheiden daher mit, ob neue Mitochondrien gebildet werden (Biogenese), ob beschädigte rechtzeitig repariert oder aussortiert werden (Qualitätskontrolle und Mitophagie) und ob letztlich auch die Kommunikation untereinander und mit anderen Zellorganellen stabil bleibt. Stoffwechselpflege darf daher nicht einseitig oder dogmatisch sein wie eine Diät und braucht weder Askese noch verbissene Selbstkontrolle. Es geht vielmehr um die bewusste Wahl von Lebensmitteln, die unsere Mitochondrien lieben.

Sie werden in diesem Kapitel erfahren, dass es bei der Ernährung um eine möglichst bunte Vielfalt geht, um frische Zutaten, um kluge Ergänzungen und bewusst gewählte Esspausen. Für sich genommen sind das jeweils nur kleine Hebel, die aber – in Kombination und einmal dauerhaft im Lebensstil verankert – eine große Wirkung entfalten.

Makronährstoffe: die großen Bausteine

Alles, was wir essen, lässt sich grob in drei Hauptgruppen einteilen: in Kohlenhydrate, Fette und Proteine. Sie heißen Makronährstoffe, weil wir sie in größeren Mengen benötigen als Vitamine oder Spurenelemente. Unsere tägliche Auswahl der Makronährstoffe entscheidet darüber mit, wie unsere Mitochondrien arbeiten und ob sie ihre Stoffwechselflexibilität erhalten.[64, 147, 148]

Beginnen wir mit den Kohlenhydraten. Sie sind der am schnellsten verfügbare Brennstoff, aber nicht alle Kohlenhydrate sind gleich aufgebaut. Sie sind unterschiedlich gut verfügbar und lassen dadurch den Blutzuckerspiegel unterschiedlich schnell und stark ansteigen. Diese Unterschiede im Blutzuckeranstieg werden durch den sogenannten glykämischen Index (GI) beschrieben. Weißbrot, Kartoffeln oder Pasta weisen einen relativ hohen GI auf, weil die enthaltene Stärke schnell in Glukose umgewandelt und ins Blut aufgenommen wird. Demgegenüber besitzen ballaststoffreiche und weniger verarbeitete Lebensmittel wie Hülsenfrüchte, Vollkorn oder Gemüse einen relativ niedrigen GI, weil der Abbau der Kohlenhydrate zu einfachen Zuckern länger dauert und sie deshalb den Blutzucker langsamer und nicht so stark ansteigen lassen.

Diese Unterschiede im glykämischen Index haben auch drastische Auswirkungen auf die Mitochondrienfunktion: Bei schnellen und hohen Blutzuckerspitzen müssen Mitochondrien im Akkord arbeiten und schaffen es nicht gut, die Anflutung der hohen Zuckermengen komplett in ATP-Energie umzuwandeln. Der Überschuss aus der Glukoseflut wird im anabolen Stoffwechselbereich in die Glykogen- und Fettspeicher abgelegt. Gerade die Fettspeicher schwellen etwa bei regelmäßig hohem Softdrink-Konsum mächtig an. In den Mitochondrien führt eine Zuckerspitze kurzfristig zwar zu viel Energie, aber eben auch zur vermehrten Produktion reaktiver Sauerstoffspezies. Bei dauerhafter Zuckerflut führt dies zur Überlastung der Puffersysteme und zu weiteren oxidativen Schäden in den Mitochondrien und anderen Zellkomponenten. Komplexe Kohlenhydrate aus ballaststoffreichen Lebensmitteln hingegen lassen den

Zucker sehr flach und über ein längeres Zeitfenster ins Blut. Ein gutes Beispiel dafür, dass für eine gezielte Stoffwechselpflege neben der Menge der Kohlenhydrate auch deren Qualität entscheidend ist.[64, 147, 149]

GANZ ÄHNLICH verhält es sich mit den Fetten in unserer Ernährung. Fettsäuren dienen den Mitochondrien als wichtige Brennstoffe, weil sie im Vergleich zu Kohlenhydraten einen höheren Brennwert besitzen. Zusätzlich dienen sie als Baustoffe für die Membranen und sind für die Synthese ganz unterschiedlicher Signal- und Botenstoffe verantwortlich.

Sogenannte gesättigte Fette, wie sie in Fleisch oder Butter vorkommen, sind in Maßen unproblematisch, im Überfluss können sie die Mitochondrien aber belasten. Ähnlich wie bei den Zuckerspitzen führt auch ein Zuviel an gesättigten Fetten dazu, dass die Mitochondrien vermehrt reaktive Sauerstoffspezies produzieren, die wiederum oxidative Schäden an Zellstrukturen anrichten können. Zudem kann eine Überladung mit gesättigten Fetten die Flexibilität der Mitochondrien beim Wechsel zwischen Fett- und Zuckerverbrennung einschränken, was zu Störungen im Stoffwechsel führen kann. Ungesättigte Fette, wie vor allem die Omega-3-Fettsäuren aus Fisch, Leinsamen oder Walnüssen, wirken dagegen wie eine Art Pflegekur für die Mitochondrien. Sie erleichtern ihnen die Arbeit, verbessern die Fluidität und Geschmeidigkeit ihrer Membranen und dämpfen entzündliche Prozesse, die eine effiziente Energieproduktion stören würden.[147]

Fettsäuren müssen aber auch verwertet werden können, dafür ist L-Carnitin essenziell.

DEEP DIVE: L-Carnitin

Ein entscheidender Faktor für die optimale Nutzung von Fettsäuren in den Mitochondrien ist das Vorhandensein von ausreichend L-Carnitin, das in einer körpereigenen Synthese mit Unterstützung der Vitamine B3, B6, C sowie Eisen aus den Aminosäuren Lysin und Methionin gebildet, aber mit Fleisch auch über die Ernährung aufgenommen wird. Diese Verbindung fungiert als Transportmittel, das insbesondere die langkettigen Fettsäuren durch die Membran der Mitochondrien schleust, um sie anschließend zur Energiegewinnung zu nutzen. Ein Mangel an L-Carnitin kann daher dazu führen, dass Fettsäuren zwar über die Ernährung aufgenommen, dann aber nicht effizient zur Energieerzeugung genutzt und stattdessen in Fettdepots angesammelt werden. Aus diesem Grund ist es sinnvoll, sowohl auf die Qualität der Fette als zusätzlich auch auf eine ausreichende Versorgung mit L-Carnitin zu achten.[147, 150–152]

UND SCHLIESSLICH gehören auch die Proteine zu den Makronährstoffen. Sie werden von den Mitochondrien als Baumaterial genutzt und funktionieren zudem als Signalstoffe. Viele Aminosäuren (die nichts anderes sind als die Bausteine für Proteine) wirken wie kleine Schalter, die entscheiden, ob die bereitgestellte ATP-Energie im Stoffwechsel für anaboles Wachstum und neuen Substanzaufbau oder für notwendige Reparaturprozesse bereits vorhandener Strukturen genutzt wird. Die Aminosäure Leucin etwa ist ein Signal für Muskelaufbau, während Methionin und Tryptophan eng mit Regenerations- und Anpassungsprozessen verbunden sind. Somit gilt auch für die Proteine als Makronährstoffklasse, dass es um die Menge, aber auch um die Qualität und

Zusammensetzung geht, wenn wir gezielte Stoffwechselpflege betreiben möchten.[147]

Die eine, für alle Menschen gleichermaßen gültige perfekte Ernährungsempfehlung zu Menge und Zusammensetzung der Makronährstoffe gibt es nicht. Vielmehr profitieren unsere Mitochondrien und unser gesamter Stoffwechsel ganz besonders davon, wenn wir ihnen immer wieder unterschiedliche Brennstoffe in abwechslungsreicher Kombination anbieten.

Wenn Sie also bewusst auf eine große Bandbreite an Lebensmitteln und Makronährstoffen setzen, trainieren Sie die Flexibilität der Mitochondrien und halten dadurch auch das gesamte Stoffwechselsystem beweglich. Und diese große Bandbreite in der Ernährung betrifft auch die Mikronährstoffe und sekundären Pflanzenstoffe.

Vitamine

Vitamine gehören zur Gruppe der sogenannten Mikronährstoffe. Der Begriff „Mikro" bezieht sich darauf, dass Vitamine und auch Mineralstoffe im Vergleich zu den Makronährstoffen in Lebensmitteln in relativ kleinen Mengen vorkommen und von unserem Organismus auch nur in geringen Mengen benötigt werden. Gerade deshalb ist eine ausreichende Zufuhr für unseren Stoffwechsel und unsere Körperfunktionen unerlässlich.[79, 153]

Vitamine sind als sogenannte Cofaktoren wichtige Hilfsstoffe für Enzyme, die als Biokatalysatoren viele Reaktionsschritte im Stoffwechsel durchführen. Ohne Vitamine würden diese biochemischen Abläufe in den Zellen, insbe-

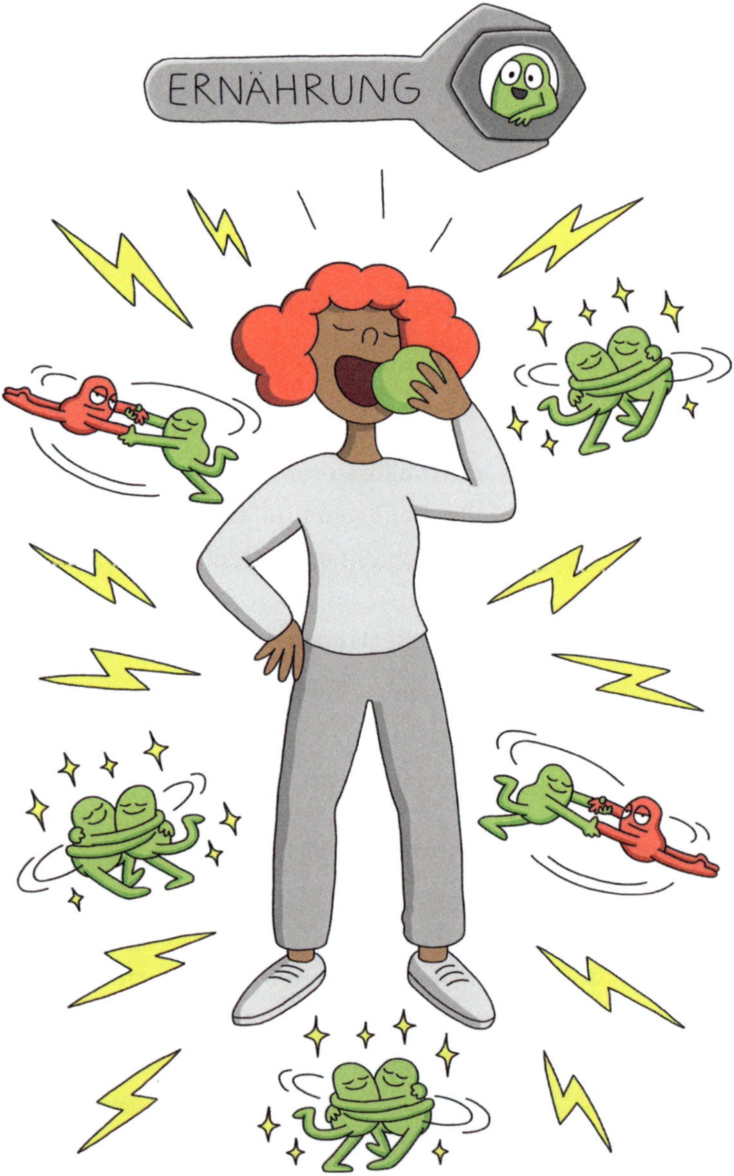

Unsere Ernährung ist der Schlüssel, mit dem wir an der Stellschraube „Qualitätskontrolle“ drehen können. Dadurch unterstützen wir mit dem, was wir essen und trinken, auch die Mechanismen zur Regeneration erschöpfter Mitochondrien.

sondere in den Mitochondrien, ins Stocken geraten, zentrale Stoffwechselwege würden selbst bei ausreichender Zufuhr von Kohlenhydraten, Fetten und Proteinen unterbrochen.[79, 147, 153]

BEGINNEN WIR die Vorstellung mitochondrienfreundlicher Vitamine mit den B-Vitaminen, die man auch als „Motoröl" der Mitochondrien bezeichnen könnte. Jedes von ihnen übernimmt ganz spezifische Funktionen im mitochondrialen Energiestoffwechsel.

- Vitamin B1 (Thiamin) ist unerlässlich dafür, dass Pyruvat, das Endprodukt der Glykolyse, in den Citratzyklus eingeschleust werden kann. Fehlt Thiamin, bleibt die durch Glukose bereitgestellte Energie sozusagen auf halbem Weg stecken und kann nicht vollständig genutzt werden.
- Die Vitamine B2 (Riboflavin) und B3 (Niacin) bilden die Basis für die Moleküle FAD und NADH mit der Aufgabe, Elektronen aus dem Citratzyklus zur Energieerzeugung in die Atmungskette zu transportieren. Ohne diese beiden Vitamine gerät der gesamte Elektronentransport ins Stocken, weil keine Elektronen angeliefert werden können.
- Vitamin B5 (Pantothensäure) ist ein Bestandteil des Coenzyms A, das benötigt wird, um Fettsäuren in den Citratzyklus einzuschleusen. Fehlt dieses Molekül, können Fette nicht als Energiequelle genutzt werden und landen in den Fettspeichern.
- Die Vitamine B6, B12 und Folsäure spielen eine zentrale Rolle im Stoffwechsel von Aminosäuren. Sie sind notwendig, damit der Körper den Stoff Homocystein ab-

bauen kann, der in erhöhter Konzentration schädlich für Gefäße und Nervenzellen ist. Außerdem sind sie an Reparaturmechanismen der DNA beteiligt und fördern die Funktion und Gesundheit der Nervenzellen.

Eine Unterversorgung mit einem der B-Vitamine führt natürlich nicht sofort zu akuten Symptomen. Stattdessen geben unspezifische Zeichen wie Müdigkeit, Konzentrationsstörungen oder verringerte Belastbarkeit Hinweise darauf, dass die Mitochondrien nicht mit gesunder Power laufen.[79, 154]

Neben den B-Vitaminen spielt Vitamin D eine Schlüsselrolle für die Mitochondrienfunktion. Es wirkt nicht so sehr direkt in der Atmungskette, dafür umso stärker auf dic Regulation des Energiestoffwechsels in seiner Gesamtheit. Vitamin D beeinflusst die Muskelkraft, die Immunfunktion und die Ausschüttung zahlreicher Hormone. Seine Wirkung reicht bis in die Mitochondrien, wo es die Synthese und Aktivität von Enzymen verändert, die an der Energieproduktion beteiligt sind. Darüber hinaus steuert es den Fluss von Calciumionen als Signalstoff für die Kommunikation der Mitochondrien untereinander und zwischen Mitochondrien und Zellkern.[155]

Die fettlöslichen Vitamine A, E und K wirken in den Mitochondrien als antioxidativer Membranschutz oder beeinflussen Signalwege, die letztlich Biogenese, Qualitätskontrolle und Mitophagie kontrollieren.

Vitamin E in der α-Tocopherol-Variante ist das wichtigste fettlösliche Antioxidans in biologischen Membranen und schützt damit auch die empfindliche innere Mitochondrienmembran.[79] Auch Vitamin A wirkt als Oxidationsschutz für Mitochondrienmembranen und kann darüber hinaus, so wie auch Vitamin K2, die Vermehrung der Mitochondrien sowie die Qualitätskontrolle und die Regeneration erschöpfter Mitochondrien bzw. die Einleitung der Mitophagie beeinflussen.[156, 157]

Die vielseitige Wirkung der Vitamine wird zudem von weiteren Verbindungen unterstützt. Coenzym Q10 ist das „Shuttle" in der Atmungskette, das Elektronen von den Komplexen I und II zum Atmungskettenkomplex III transportiert (siehe S. 37). Ohne Q10 wird der Staffellauf zwischen den Proteinkomplexen der Atmungskette deutlich gebremst und die Effizienz der Energieproduktion sinkt. Nicht zufällig wird Q10 gerade in der Prävention von Herz-Kreislauf-Erkrankungen intensiv erforscht, weil Herzmuskelzellen einen besonders hohen Energiebedarf haben.[158, 159]

Mineralstoffe und Spurenelemente

Ähnlich wie Vitamine können Mineralstoffe und Spurenelemente als Hilfsstoffe für Enzyme arbeiten. Für die Mitochondrien sind sie wichtige Bausteine und Reaktionspartner.[79, 153]

Magnesium ist in unserem Körper an mehr als 300 Stoffwechselreaktionen beteiligt. Auch in den Mitochondrien erfüllt es eine Schlüsselrolle, indem es das ATP stabilisiert. Streng genommen liegt ATP in der Zelle nicht frei vor, es bildet im Verbund mit Magnesium einen Magnesium-ATP-Komplex. Nur in dieser Verbindung mit Magnesium ist ATP im zellulären Stoffwechsel überhaupt nutzbar. Fehlt Magnesium, verlieren Mitochondrien ihre Fähigkeit, den

Energieträger ATP verlässlich an jene Reaktionsschritte im Stoffwechsel weiterzugeben, für die Energie benötigt wird. Kein Wunder also, dass Müdigkeit, Muskelkrämpfe, aber auch Schlaf- oder Herzrhythmusstörungen typische Folgen einer Unterversorgung mit Magnesium sind.[153, 160]

Eisen ist ein weiterer zentraler Akteur für verschiedene Funktionen in den Mitochondrien. Komplexe Protein-Eisen-Verbindungen, sogenannte Eisen-Schwefel-Cluster und Hämgruppen, sind die entscheidenden Elektronenüberträger in den Komplexen I bis III der Atmungskette. Ohne Eisen könnte deshalb auch kein Elektron von einem Komplex zum nächsten springen. Aus diesem Grund äußert sich eine Eisenunterversorgung in Blutarmut (Anämie), die zu einer schlechteren Sauerstoffversorgung der Zellen führt und darüber hinaus zu einer grundlegenden Einschränkung der ATP-Produktion. Betroffene Menschen fühlen sich erschöpft, weniger belastbar und oft auch geistig weniger wach.[161]

Kupfer arbeitet eng mit Eisen und Zink zusammen. Es ist im Komplex IV der Atmungskette unentbehrlich für den Transfer der Elektronen auf Sauerstoff und für die Sauerstoffreduktion, bei der als Nebenprodukt auch das Wasser entsteht. Fehlt Kupfer, stauen sich die Elektronen in der Atmungskette, der Energiefluss wird ineffizient und auch die Bildung von reaktiven Sauerstoffspezies (Radikalen) nimmt zu.[162]

Auch Selen ist für eine gute Mitochondrienfunktion unverzichtbar, wirkt allerdings nicht in der Atmungskette. Es ist Bestandteil der Glutathionperoxidase, eines der wichtigsten zelleigenen Puffersysteme, das reaktive Sauerstoffverbindungen unschädlich macht. Mitochondrien produzieren bei der ATP-Erzeugung kleine Mengen dieser reaktiven Verbindungen, die in Maßen als Signal wirken, jedoch im Überschuss schädlich sein können. Ohne Selen schwächelt das Puffersystem, das die Menge an reaktiven Sauerstoffverbindungen auf einem normalen Niveau halten soll.[79]

Nicht minder wichtig ist Molybdän. Es wird für Enzyme in den Mitochondrien und in jenen Zellen benötigt, die den Abbau toxischer Zwischenprodukte steuern. Ohne Molybdän kann die Entgiftung von Abbauprodukten schwefelhaltiger Aminosäuren, die als Nebenprodukt im Zwischenmembranraum anfallen, nicht effizient ablaufen. Fehlt jedoch die Entgiftung, können sich schädliche Stoffwechselprodukte in den Mitochondrien anhäufen und diese schädigen.[153]

Schließlich ist Zink ein essenzieller Cofaktor für zahlreiche Enzyme und spielt eine Schlüsselrolle bei der DNA-Reparatur, der Immunabwehr sowie dem Schutz und der Stabilisierung mitochondrialer Enzyme und Proteine. Es trägt dazu bei, empfindliche Zellbestandteile vor oxidativen Schäden zu bewahren und ist an Reparatur- und Schutzmechanismen beteiligt. Darüber hinaus beeinflusst Zink die Biogenese neuer Mitochondrien, schützt Proteine vor oxidativer Schädigung und reguliert Signalwege, die an zellulären Anpassungsprozessen und dem programmierten Zelltod (Apoptose) beteiligt sind.[153]

Eine Auflistung mitochondrienaktiver Mikronährstoffe und sonstiger Stoffe mit ihrem generellen Vorkommen in Lebensmitteln sowie der jeweils aktuell EU-weit gültigen, empfohlenen Tagesdosis (Stand Januar 2026) finden Sie am Ende des Buches auf Seite 231.

Gerade bei der Auswahl von Nahrungsergänzungsmitteln ist es wichtig zu beachten, dass nicht jede Variante eines Vitamins oder Mineralstoffes gleichermaßen gut vom Körper aufgenommen wird. Diese sogenannte Bioverfügbarkeit, die angibt, wie effizient ein Nährstoff tatsächlich ins Blut gelangt und in den Zellen und Mitochondrien genutzt werden kann, unterscheidet sich zwischen Varianten desselben Nährstoffes oft deutlich. Manche Varianten wirken im Körper aktiver als andere, die beispielsweise erst durch aufwendige Prozessschritte von einer Vorstufe in eine aktive Form gebracht werden müssen. Vielfalt und natürliche Zusammensetzung der Lebensmittel garantieren möglichst viele bioaktive und verfügbare Varianten. Bei Nahrungsergänzungsmitteln sollten Sie also auf die enthaltene Mikronährstoffvariante achten, um eine optimale Verfügbarkeit und Aktivität sicherzustellen.

Sekundäre Pflanzenstoffe

Ernährung liefert neben Makro- und Mikronährstoffen auch zigtausend sogenannter sekundärer Pflanzenstoffe. Diese Substanzen haben Pflanzen ursprünglich für ihren eigenen Bedarf produziert, beispielsweise als Schutzschilde gegen UV-Strahlung, als Abwehrstoffe gegen Schädlinge und sogar als Kommunikationsmittel mit anderen Pflanzen und Lebewesen im Ökosystem. Für uns Menschen sind sie eine Art Naturapotheke, die tief in unseren Stoffwechsel eingreift und auch die Mitochondrien unterstützen kann.[163, 164] Im Gegensatz zu Vitaminen und Mineralstoffen sind sekundäre Pflanzenstoffe nicht lebensnotwendig im engeren Sinne.

Niemand bekommt Mangelerscheinungen, wenn er zu wenig dieser Pflanzenstoffe zu sich nimmt.

Viele dieser Substanzen reizen die Mitochondrien ein klein wenig, fordern ihre Fähigkeit zur dynamischen Anpassung heraus und stoßen Adaptationsprozesse an. In dieser Wirkweise folgen die Pflanzenstoffe dem Grundprinzip der sogenannten Hormesis, indem sie in niedrigen Dosen unseren Stoffwechsel und die körpereigenen Schutzprogramme „trainieren". In geringen Mengen wirken sie stimulierend und schützend, in hohen Dosen können sie schaden. Hier gilt nicht „viel-hilft-viel", sondern das Prinzip der kleinen Dosis über lange Zeit.[165, 166]

Genau darin liegt die mitochondrienfreundliche Wirksamkeit der sekundären Pflanzenstoffe, die primär keine direkten Radikalfänger sind, aber zelleigene Schutz- und Anpassungsprogramme aktivieren. Sie regen die Bildung neuer Mitochondrien an (Biogenese), verbessern die Reparaturprozesse (Qualitätskontrolle), fördern das Recycling beschädigter Organellen (Mitophagie) und beeinflussen den Wechsel zwischen Energieproduktion und Ruhemodus. Mit anderen Worten: Sekundäre Pflanzenstoffe sind fast wie zelluläre Coaches, die die Mitochondrien trainieren, anpassungsfähig und resilient zu bleiben.

EIN ZWEITES GRUNDPRINZIP der Wirkung von sekundären Pflanzenstoffen ist ihre sogenannte Multimodalität. Anders als viele Medikamente, die gezielt einen einzelnen Mechanismus oder eine isolierte biologische Zielgröße (Enzym, Rezeptor) blockieren oder aktivieren, wirken sekundäre Pflanzenstoffe an mehreren Stellen der Stoffwechselwege, Signalnetzwerke und antioxidativen Systeme.[164, 167, 168]

Noch interessanter wird es, wenn wir den Synergieeffekt betrachten, d. h. sogenannte kombinatorische Wirkweisen, die durch die gegenseitige Beeinflussung von Pflanzenstoff-Gemischen entstehen. In einer Kiwi, einem Granatapfel oder einer Kakaobohne steckt eine bunte Mischung aus verschiedenen Pflanzenstoffen. Diese Verbindungen beeinflussen einander in ihrer Verfügbarkeit und Aktivität im Organismus und arbeiten auch mit den Vitaminen, Mineralstoffen und Spurenelementen zusammen. So können polyphenolische Pflanzenstoffe wie Quercetin oder Catechine die Wirkung von Vitamin C verstärken oder die Aufnahme von Mineralstoffen verbessern. Man spricht hier vom kombinatorischen Prinzip, bei dem nicht die einzelne Substanz die Wirkung macht, sondern das Zusammenspiel der Inhaltsstoffe erst die Superpower entstehen lässt.[169, 170]

Für die Mitochondrien bedeutet das, dass durch pflanzliche Produkte eine ganze Batterie an Signalen bei ihnen ankommt. Manche Pflanzenstoffe setzen Reparaturprozesse in Gang, andere aktivieren Energieprogramme, wieder andere dämpfen überschießende Entzündungen. Genau diese Vielseitigkeit in ihrem Wirkspektrum erklärt, warum sekundäre Pflanzenstoffe immer dann besonders nützlich sind, wenn sie aus der natürlichen Nahrung und aus der Matrix von Obst und Gemüse, aus Kräutern oder Arzneipflanzen stammen.[167, 168]

MIT BLICK AUF die Gesamtkomposition der Ernährung könnte man daher sagen, dass Makronährstoffe, Vitamine und Mineralstoffe die mitochondriale Grundversorgung liefern, ohne die nichts funktioniert. Sekundäre Pflanzenstoffe machen dann die Feinabstimmung, indem sie die Flexibilität des Stoffwechsels und der Mitochondrien unterstützen.

Da die Gruppe der sekundären Pflanzenstoffe Tausende Substanzen enthält, möchte ich hier beispielhaft ausgewählte Vertreter vorstellen, die weniger bekannt sind, aber besonders spannende Impulse für die Mitochondrienfitness geben können.

Eine ganz besondere natürliche Verbindung ist das PQQ (Pyrrolochinolinchinon). Es wird nicht im pflanzlichen Stoffwechsel selbst gebildet, sondern stammt von Bodenbakterien.[171] Pflanzen wie Kakao, Soja, grüner Tee, Petersilie oder Kiwi nehmen es über die Wurzeln aus dem Boden auf, über die Pflanze gelangt es in die menschliche Nahrungskette und in unseren Körper. PQQ wirkt in den Mitochondrien als Schutzstoff für die Proteinkomplexe in der Atmungskette. Während ihrer Arbeit werden sie oxidiert und müssen daher ständig regeneriert werden, um ihre Funktion in der Energieerzeugung zu erhalten. Während Vitamin C nur wenige solcher Regenerationszyklen schafft, kann PQQ die oxidierten Komplexe in bis zu 20.000 Zyklen regenerieren.[172] Darüber hinaus fördert PQQ die Biogenese und Bildung neuer Mitochondrien und entfaltet gleichzeitig antientzündliche Effekte. Die Kakaobohne ist mit Abstand die reichste PQQ-Quelle und somit eine leckere Kombination aus Genuss und Mitochondrienpflege,[173–175] wie aus der Tabelle auf S. 172 ersichtlich.

Eine weitere interessante Gruppe mitochondrienfreundlicher sekundärer Pflanzenstoffe sind die Ellagitannine, vor allem aus Granatapfel oder Nüssen oder Beeren. Ellagitannine sind sehr große Moleküle und als originäre Substanzen nur schwer bioverfügbar, weil sie nicht durch die Darm-

Lebensmittel	Mittlerer PQQ-Gehalt
Kakaobohnen	340–760 ng/g
Natto (fermentierte Sojabohnen)	61,0 ng/g
Petersilie	34,2 ng/g
Grüner Tee (als Getränk)	29,6 ng/ml
Paprika grün	28,2 ng/g
Kiwis	27,4 ng/g
Papayas	26,7 ng/g
Tofu	24,4 ng/g
Spinat	21,9 ng/g
Oolong-Tee (als Getränk)	27,7 ng/ml

barriere dringen. An dieser Stelle kommen die Mikroorganismen im Darm ins Spiel: Nachdem die Ellagitannine bereits in Magen und Dünndarm zu Ellagsäure zerlegt wurden, verwandeln die Darmbakterien die Ellagsäure in Urolithine.[176] Das sind kleine Moleküle, die sowohl die Darmbarriere als auch die Blut-Hirn-Schranke durchqueren und in das mitochondriale Recycling eingreifen können. Urolithine aktivieren sehr effizient die Mitophagie und den gezielten Abbau kaputter und schädlicher Mitochondrien. Allerdings profitiert nicht jeder Mensch gleich stark: Es hängt von der Zusammensetzung des persönlichen Mikrobioms im Darm ab, ob und welche Urolithine gebildet werden. Studien zeigen sogar, dass bestimmte „Responder-Typen“ nach Granatapfelkonsum deutlich bessere Blutwerte und Gefäßparameter aufweisen als andere.[177]

Das Konzept der Biotransformation von Pflanzenstoffen durch das Mikrobiom ist für den gesundheitlichen Nutzen vieler sekundärer Pflanzenstoffe generell wichtig und ein guter Beleg dafür, wie eng Mikrobiom und Mitochondrien in unserem Körper zusammenarbeiten.[176, 178, 179]

Hier eine kurze Auflistung von Lebensmitteln, die reich an Ellagitanninen sind:[176, 180]

Lebensmittel	Ellagitannin-Gehalt (mg/100g)
Granatäpfel; Samen plus Fruchtfleisch	bis 2960,0
Walnüsse	590,1
Pekannüsse	330,3
Himbeeren (wild)	270,0
Brombeeren	150,0
Mango	120,0
Hagebutten	109,6
Erdbeeren	77,6
Cranberrys	12,0

Eine weitere Gruppe von Pflanzen und pflanzlichen Inhaltsstoffen, die auch für die Fitness der Mitochondrien an Bedeutung gewinnt, sind die sogenannten Adaptogene. Zu den Adaptogenen gehören Pflanzen wie Ashwagandha *(Withania somnifera)*, Ginkgo *(Ginkgo biloba)*, Echter Ginseng *(Panax ginseng)*, Taigawurzel *(Eleutherococcus senticosus)*, Maca *(Lepidium meyenii)* und Heiliges Basilikum *(Ocimum tenuiflorum)*, die unsere Widerstandsfähigkeit gegenüber Stress erhöhen, uns ausbalancieren und letztlich die Energieressourcen verbessern.[181] Ein weiteres Beispiel für eine adaptogene Pflanze ist *Rhodiola rosea*, auch bekannt als Rosenwurz, die vor allem in kargen, kalten Regionen der Hochgebirge Zentralasiens, in Teilen Sibiriens und in (sub)arktischen Gebieten Nordamerikas wächst. Für ihre eigene Anpassung an die extremen Bedingungen produziert die Pflanze Rosavine und Salidrosid, die es dem pflanzlichen „Temperaturgedächtnis“ erlauben, sich schneller an Temperatur- und Klimaschwankungen anzupassen. Genau diese Substanzgruppen können nach Aufnahme in den menschlichen Körper Stresshormonsysteme modulieren und die mitochondriale Energieproduktion stabilisieren.[182] *Rhodiola* verbessert die ATP-Produktion unter erhöhten sportlichen Leistungsanforderungen oder Stressbedingungen, indem es antioxidative Systeme stärkt und Signalwege der mitochondrialen Biogenese aktiviert. Man könnte daher auch sagen, dass *Rhodiola* die Mitochondrien anpassungsfähiger und den Organismus stressresistenter macht.[182–184]

Welchen mitochondrialen Effekt Pflanzenstoffe haben können, sehen Sie in folgender Tabelle:

Pflanzenstoff	Vorkommen in Lebensmitteln	Effekt auf Mitochondrien
Chlorogensäure	Kaffee, Artischocken, Äpfel, Beeren	Kraftwerk-Effizienz, Redox-Schutz, Biogenese
Quercetin	Zwiebeln, Äpfel, Beeren, Kapern, Grünkohl	Redox-Schutz, Biogenese, Qualitätskontrolle & Mitophagie
Catechine	Grüner Tee, Kakao, Beeren	Kraftwerk-Effizienz, Redox-Schutz, Biogenese
Theaflavine	Schwarzer Tee	Redox-Schutz, Zell-Balance, Kraftwerk-Effizienz
Epicatechin	Kakao, dunkle Schokolade, Tee, Äpfel	Biogenese, Kraftwerk-Effizienz, Redox-Schutz
Kaempferol	Grünkohl, Spinat, Brokkoli, Tee, Kräuter	Membran-Schutz, Redox-Schutz, Kraftwerk-Effizienz
Lycopin	Tomaten, Wassermelone, pinke Grapefruits	Membran-Schutz, Kraftwerk-Effizienz, Biogenese
Hydroxytyrosol	Oliven, Olivenöl	Redox-Schutz, Kraftwerk-Effizienz, Zell-Balance
Allicin	Knoblauch, Bärlauch	Zell-Balance, Biogenese, Membran-Schutz

Pflanzenstoff	Vorkommen in Lebensmitteln	Effekt auf Mitochondrien
Hesperidin	Zitrusfrüchte (besonders Schale, weiße Innenhaut)	Kraftwerk-Effizienz, Redox-Schutz, Zell-Balance
Naringenin	Grapefruits, Orangen, Zitrusfrüchte	Kraftwerk-Effizienz, Redox-Schutz, Zell-Balance
Luteolin	Petersilie, Sellerie, Thymian, Paprika	Kraftwerk-Effizienz, Redox-Schutz, Zell-Balance
Fisetin	Erdbeeren, Äpfel, Zwiebeln, Kakao	Kraftwerk-Effizienz, Redox-Schutz, Zell-Balance
Ellagsäure	Beeren, Granatäpfel, Walnüsse	Membran-Schutz, Kraftwerk-Effizienz, Redox-Schutz
EGCG	Grüner Tee	Redox-Schutz, Zell-Balance, Kraftwerk-Effizienz
Piperin	schwarzer Pfeffer	Zell-Balance, Kraftwerk-Effizienz, Redox-Schutz
Curcumin	Kurkuma, Curry-mischungen	Redox-Schutz, Kraftwerk-Effizienz, Zell-Balance
Resveratrol	Trauben, Beeren, Erdnüsse, Rotwein	Biogenese, Qualitätskontrolle & Mitophagie, Membran-Schutz
Sulforaphan	Brokkolisprossen, Kohl, Rucola	Redox-Schutz, Biogenese, Kraftwerk-Effizienz

Kraftwerk-Effizienz: Leistungsfähigkeit der Atmungskette; **Redox-Schutz:** Stabilisierung der Schutz- und Puffersysteme; **Biogenese:** Mitochondrienvermehrung; **Qualitätskontrolle & Mitophagie:** Mitochondrienregeneration oder -entsorgung; **Membran-Schutz:** Erhalt der Mitochondrienmembranen; **Zell-Balance:** Gleichgewicht der zellulären und mitochondrialen Signalstoffe.

Auch für die Wirkweise der Pflanzenstoffe gilt, dass sie meist nur in Modellsystemen bestätigt wurde und ein eindeutiger Beweis ihrer Wirkung im Menschen aussteht. Trotz dieser Einschränkung können uns diese mechanistischen Hinweise wertvolle Orientierungshilfen bei der Auswahl mitochondrienfreundlicher Lebensmittel geben – ein starkes Argument dafür, im nächsten Abschnitt auf alltagstaugliche Ernährungsformen zu fokussieren, die ein hohes mitochondrienfreundliches Wirkpotenzial in sich tragen.

Von der Theorie auf den Teller

Wenn es um gesunde Ernährung geht, wimmelt es heutzutage von Versprechen und Trends. Low Carb, Keto, Paleo, Intervallfasten oder Fibermaxxing sind lediglich ein paar Beispiele. Abseits dieser Trends haben sich in der Ernährungsforschung drei Ernährungsformen etabliert, die in zahlreichen wissenschaftlichen Studien mit langfristig positiven Auswirkungen auf den Stoffwechsel, das Herz-Kreislauf-System, die Gehirnfunktion, die Lebensdauer und sogar auf die gesunde Lebensspanne (Longevity) in Verbindung gebracht werden. Alle diese Ernährungsformen berücksichtigen zahlreiche Lebensmittel, die ein reichhaltiges Sortiment der beschriebenen mitochondrienfreundlichen Verbindungen enthalten.

Die mediterrane Ernährung („Mittelmeerdiät") ist der Klassiker unter den wissenschaftlich am besten untersuchten Ernährungskonzepten. Ihr Geheimnis liegt weniger in strengen Regeln, sondern in Vielfalt und Ausgewogenheit: viele verschiedene Sorten Gemüse, Obst, Hülsenfrüchte, Nüsse, Samen und Vollkornprodukte, Olivenöl und als Hauptfettquelle moderater Fischkonsum. Für die Mitochondrien bedeutet diese Ernährungsform eine reiche Zufuhr an sekundären Pflanzenstoffen aus Obst, Gemüse und Olivenöl, die Biogenese und Mitophagie fördern können. Dazu kommen einfach ungesättigte Fettsäuren aus Olivenöl und Omega-3-Fettsäuren aus Fisch, die als „gesunde Fette" auch die Membranfunktionen der Mitochondrien unterstützen und zudem chronische Entzündungen dämpfen. Lange vor dem aktuellen Hype um das Fibermaxxing, also eine Ernährung mit möglichst vielen Ballaststoffen, sorgten Ballaststoffe aus Vollkorn und Hülsenfrüchten bereits für Futter für unser Mikrobiom. Viele Studien zeigen, dass mediterrane Ernährung das Risiko schwerer kardiovaskulärer Ereignisse senkt und mit einer längeren Lebens- und Gesundheitsspanne in Verbindung steht. Das könnte ein guter Hinweis darauf sein, dass dieser Nutzen auch durch die Stärkung der Mitochondrien zustande kommt.[147, 185]

Die nordische Ernährung, auch „Wikingerdiät" genannt, wird oft als skandinavische Schwester der mediterranen Ernährungsform gesehen, angepasst an regionale Gegebenheiten des Nordens. Anstatt Olivenöl dominiert daher Rapsöl, reich an Alpha-Linolensäure. Und statt mediterraner Kräuter spielen Kohl, Wurzelgemüse, Beeren und Vollkorngetreide wie Hafer und Roggen eine zentrale Rolle. Fisch, vor allem Hering, Makrele und Lachs, ist ein zentrales Kennzeichen der nordischen Ernährungsweise. Der in Studien belegte Nutzen dieser Ernährungsform ähnelt jenem der mediterranen Ernährung, mit einem besonderen Fokus auf Ballaststoffen, Omega-3-Fettsäuren, Förderung der Insulinsensitivität, Senkung der Blutfette und Hemmung chronischer Entzündungen. Zusammengenommen könnten diese Effekte eine ähnliche Signalwirkung auf die Mitochondrien haben wie die mediterrane Ernährung und zu mehr Biogenese, weniger oxidativen Schäden und einer stabileren Energieproduktion beitragen.[147]

Die MIND-Diät *(Mediterranean-DASH Diet Intervention for Neurodegenerative Delay)* ist eine jüngere Ernährungsform, die speziell auf die Energiegesundheit im Gehirn abzielt. Sie kombiniert Elemente der mediterranen Ernährung mit der DASH-Ernährung *(Dietary Approaches to Stop Hypertension)*, die ursprünglich zur Blutdrucksenkung entwickelt wurde. Im Fokus stehen grünes Blattgemüse, Beeren, Vollkorn, Hülsenfrüchte, Nüsse, Olivenöl und Fisch. Besonders spannend ist der gezielte Einsatz von Beeren und grünem Gemüse und somit von Lebensmitteln, die reich an Polyphenolen und antioxidativ wirksamen Verbindungen sind. In Studien wurden sie mit besserer kognitiver Funktion und geringerer Demenzrate in Verbindung gebracht. Für die Mitochondrien bedeutet dies eine gute Versorgung mit jenen Lebensmittelinhaltsstoffen, die oxidative Schäden reduzieren, Qualitätskontrolle, Biogenese und Mitophagie fördern und dadurch die zelluläre Funktionalität und Vitalität stärken.[186–188]

SO WICHTIG WIE die gezielte Zufuhr gesundheitsfördernder Inhaltsstoffe im Zuge der MIND-Ernährung ist auch das bewusste Weglassen oder Reduzieren von Lebensmitteln, die Entzündungsprozesse fördern oder den oxidativen Stress erhöhen können, beispielsweise stark verarbeitete oder frittierte Produkte, raffinierter Zucker oder gehärtete Fette. Durch diese Balance aus gezielter Auswahl und Vermeidung bestimmter Lebensmittel werden die Schutzfunktion für die Mitochondrien und die Gehirngesundheit zusätzlich gestärkt. So entsteht ein ganzheitlicher Ansatz, der auf das Bereitstellen positiver Reize setzt und dies mit einer Minimierung schädlicher Einflüsse aus der Ernährung kombiniert, also doppelt wirksam ist. Konkret werden rotes Fleisch, Butter, Margarine, Süßigkeiten, Gebäck, frittierte

Speisen, Fast Food sowie sehr fettreiche Käse- und Milchprodukte möglichst gemieden oder stark reduziert.[186–188]

Eine weitere „Ernährungsform“ wirkt nicht nur über eine gezielte Zufuhr bestimmter Nährstoffe, sondern über das zeitlich begrenzte Weglassen von Kalorien. Für das intermittierende Fasten, beispielsweise im weit verbreiteten 16:8-Schema, wird in einem Intervall von 16 Stunden keine kalorienhaltige Nahrung aufgenommen. Nahrungsaufnahme ist nur in einer Zeitspanne von acht Stunden erlaubt. Als Reaktion auf die 16-stündige Phase ohne Kalorien beginnt der Körper, seine inneren Ressourcen neu zu ordnen, und aktiviert dabei auch jene zellulären Prozesse, die Mitochondrien effizienter, widerstandsfähiger und flexibler machen.[189]

Intermittierendes Fasten führt zu einer Senkung von Glukose- und Insulinspiegeln im Blut, was den Körper dazu veranlasst, vermehrt gespeicherte Fettsäuren zur Energiegewinnung zu mobilisieren. Die Leber produziert in dieser Phase vermehrt Ketonkörper, die von den Mitochondrien als alternative Energiequelle genutzt werden. Gleichzeitig werden die Signalsysteme AMPK und Sirtuine aktiviert, die eine zentrale Rolle bei der zellulären Reparatur, Anpassung und Regeneration spielen. Durch diese Mechanismen werden beschädigte Mitochondrien abgebaut (Mitophagie), neue Mitochondrien gebildet (Biogenese) und die Effizienz der Energieproduktion wird verbessert. Fastenperioden wirken somit wie ein „Reset“ für den zellulären Energiestoffwechsel.[190]

Auch entzündungshemmende Effekte sind für Kalorienrestriktion durch Intervallfasten gut dokumentiert. Durch die temporäre Abwesenheit externer Nährstoffe sinkt die

Aktivität entzündungsfördernder Signalwege, die mit chronischer, niedriggradiger Entzündung in Verbindung stehen. Gleichzeitig steigt die Produktion von Ketonen, die als Signalstoffe sowohl antioxidative als auch entzündungshemmende Prozesse aktivieren.[189, 190]

Für mich persönlich passt das 16:8 Protokoll gut in meinen Alltag, denn die 16 Stunden ohne Kalorienzufuhr schaffe ich einfach durch Weglassen eines Frühstücks.

Frauen sollten beachten, dass Intervallfasten sich auch auf die Balance des Hormonhaushaltes auswirken kann. Wegen des höheren Energiebedarfes in der Lutealphase, der zweiten Hälfte des Menstruationszyklus, hat eine intermittierende Kalorienrestriktion in dieser Zeit nicht unbedingt einen Nutzen für die Stoffwechselgesundheit.[191] Mehr Informationen dazu gibt's auf S. 222.

Neben einer entsprechenden Ernährung sind auch Bewegung und Muskelaktivität entscheidend für die Gesundheit der Mitochondrien, weil sie als Signalgeber für mehr Energiebedarf und Anpassungsfähigkeit wirken. Daher sind Sport und Bewegung in einem mitochondrienfreundlichen Lebensstil eine unverzichtbare Ergänzung zur Ernährung.

Wenn Mitochondrien Muskeln spielen lassen

Warum bewegte Muskeln Ihre Mitochondrien anfeuern

Wenn wir die Rolle von Muskeln betrachten, denken wir sofort an sportliche Leistung und Kraft. Deshalb sind sie als relevante Energieverbraucher auch massiv auf die Arbeit unserer Mitochondrien angewiesen. Neben dem Gehirn gibt es kein anderes Organsystem in unserem Körper, das die kleinen Organellen so konsequent und regelmäßig fordert und fördert. Jeder Schritt, jede Geste, jedes Blinzeln und selbst das Stützen unserer Körperhaltung erzeugt einen kontinuierlichen Energiebedarf.

Mitochondrien liefern diese Energie und erhalten durch die Bewegung ihrerseits Signale, die wie ein ständiger Trainingsreiz wirken. Muskeln sind deshalb auch die stärksten „Trainerinnen" der Mitochondrien. Und zwar im gesamten Körper! Wenn wir unsere Muskeln regelmäßig nutzen, aktivieren wir Anpassungsprozesse, die weit über den Muskel hinauswirken. *Use it or loose it* ist dabei tatsächlich ein tragendes biologisches Prinzip, im Fachjargon auch „Symmorphosis“ genannt. Es besagt, dass der Aufbau eines biologischen Systems immer optimal an seine Funktion angepasst ist. Auch ein Organismus entwickelt im Sinne eines ökonomischen Designs immer nur so viel Struktur, wie er für eine optimale Funktionserfüllung braucht.[192]

AUF DIE MITOCHONDRIEN übertragen heißt das: Wenn Muskeln Energie benötigen, vergrößern Muskelzellen ihre mitochondrialen Netzwerke, verbessern ihre Enzymaktivität und erhöhen die Effizienz der Atmungskette. Und diese Anpassungsreaktion betrifft nicht nur die Muskeln, sondern das gesamte fein abgestimmte Zusammenspiel zwischen Lunge, Blut, Herz, Mikrozirkulation und den Mitochondrien in den Muskelzellen. Erst wenn alle diese Komponenten optimal koordiniert sind, kann die aerobe Leistungsfähigkeit des Organismus gesteigert werden. Ohne den stetigen Bewegungsreiz schrumpft dieses System, die Energieproduktion wird träge und die Zellen verlieren ihre vitale und gesunde Anpassungsfähigkeit.[193]

Ausdauertraining, der Klassiker für mehr Mitochondrien

Nun sehen wir uns an, wie klassisches Ausdauertraining diese Prozesse fördert und warum schon einfache, regelmäßige Bewegung ausreicht, um unsere Mitochondrien zu vermehren. Ausdauertraining kann sehr vielseitig sein

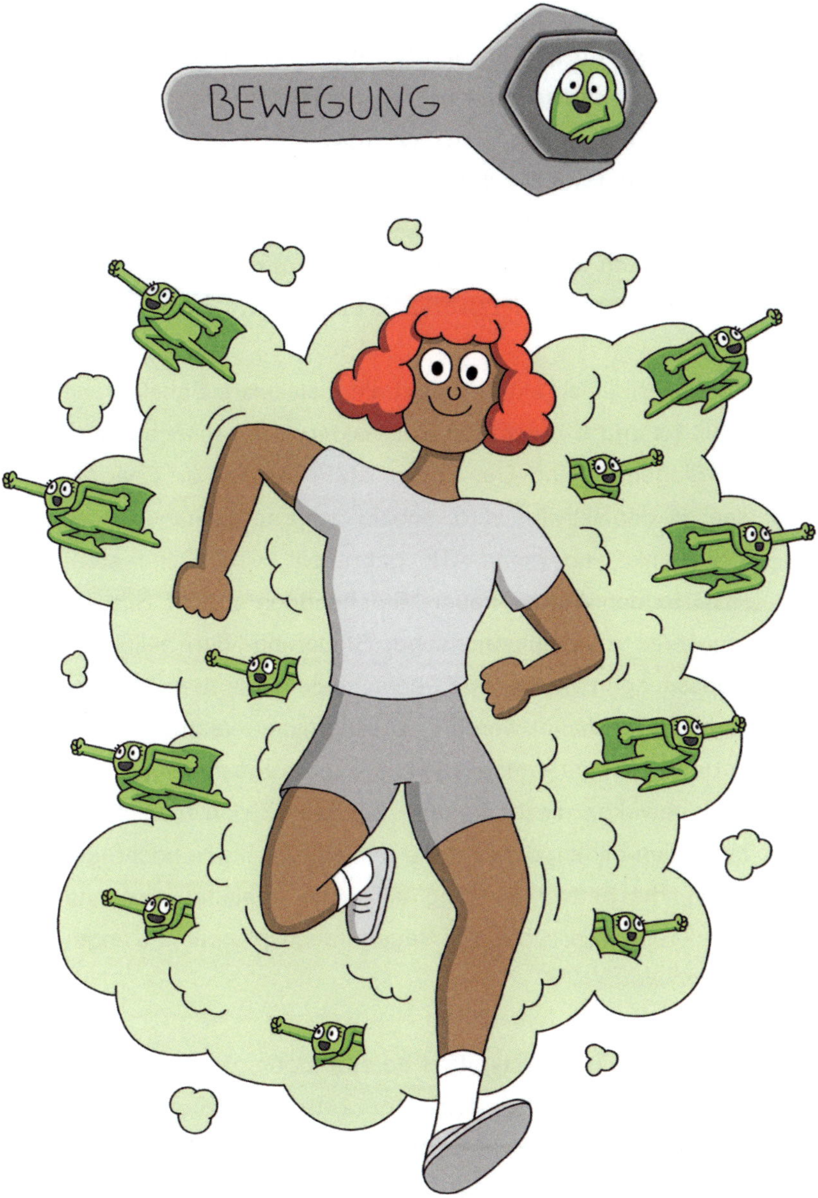

Mit dem Schlüssel Ausdauertraining drehen wir an den Stellschrauben der Biogenese. Krafttraining verbessert in erster Linie die Effizienz der mitochondrialen ATP-Produktion.

und in Form von Laufen, Radfahren, Schwimmen, Rudern oder Wandern betrieben werden. All diesen Sportarten ist gemein, dass sie unsere Muskeln über einen längeren Zeitraum in einen Zustand gesteigerter Energieanforderung bringen. Und genau das ist das perfekte Signal an die Mitochondrien, sich mittels Biogenese zu vermehren, effizienter zu arbeiten und ihre Netzwerke zu erweitern.

DEEP DIVE: Ausdauertraining

Ausdauertraining aktiviert zentrale molekulare Schalter wie PGC-1α und Sirtuine, die Hauptakteure der mitochondrialen Biogenese sind. Das Enzym AMPK ist eine Art Energiesensor, der aktiviert wird, sobald der Energiestand in der Zelle sinkt und mehr ATP gebraucht wird. Dann stößt PGC-1α den Aufbau neuer Mitochondrien an. Die Sirtuine regulieren die epigenetische Steuerung der zellulären Anpassungsreaktion und entscheiden darüber, welche Gene angeschaltet werden, um langfristige Veränderungen in den Zellen zu ermöglichen. Als Team zusammengenommen bewirken diese Signalstoffe, dass Zellen mehr Mitochondrien bilden, die Enzyme der Atmungskette hochregulieren, die Fettverbrennung effizienter gestaltet wird und flankierend Reparatur- und Regenerationsprogramme angeworfen werden.[194]

Für den Alltag heißt das, dass bereits moderates und regelmäßiges Training die Zahl der Mitochondrien in der Muskulatur deutlich erhöhen kann und auch Herz, Leber und Gehirn mit verstärkter Biogenese reagieren. Wer also täglich eine halbe Stunde läuft oder Rad fährt, trainiert die Beine und zusätzlich die Energiegesundheit des gesamten Körpers.[195]

Besonders eindrucksvoll ist der Effekt regelmäßigen Ausdauertrainings auf den Fettstoffwechsel, der ja bekanntlich den höchsten Brennwert für die Energieerzeugung liefert. Während untrainierte Muskeln schnell auf Glukose angewiesen sind, können ausdauertrainierte Muskeln zunehmend freie Fettsäuren als Energiequelle nutzen. Diese gute metabolische Flexibilität mit Umstellung auf Fettsäurenutzung entlastet den Blutzuckerhaushalt und macht die Energieproduktion unabhängiger von kurzfristiger Zuckerzufuhr. Kein Wunder, dass Ausdauertraining zu den wirksamsten Präventions- und Therapiestrategien gegen Typ-2-Diabetes und Insulinresistenz gehört: Bereits nach wenigen Wochen Training steigt die Insulinempfindlichkeit im gesamten Organismus messbar an, was auch ein Zeichen verbesserter mitochondrialer Funktion und metabolischer Flexibilität ist.[196]

Darüber hinaus hat Ausdauertraining einen antientzündlichen Effekt. Wie bereits erwähnt führt jede Bewegungseinheit kurzfristig zu Stressreizen mit gesunder Zunahme reaktiver Sauerstoffverbindungen, die Anpassungsprozesse aktivieren, entzündungshemmende Myokine vermehren und dadurch die Konzentration entzündungsfördernder Zytokine wie TNF-α und Interleukin-6 im Blut senken. Auf diese Weise wird das Immunsystem getriggert, das Gleichgewicht zwischen entzündungsfördernden und -hemmenden Faktoren verbessert und das Risiko für chronisch entzündliche Erkrankungen verringert.[197]

BEI ALL DIESEN beschriebenen positiven Effekten von Ausdauerbewegung ist nicht eine hohe sportliche Intensität ausschlaggebend, sondern die Regelmäßigkeit. Die Weltgesundheitsorganisation (WHO) empfiehlt Erwachsenen mindestens 150 bis 300 Minuten moderate Ausdaueraktivität oder 75 bis 150 Minuten intensive körperliche Aktivität pro Woche, um signifikante gesundheitliche Vorteile zu erzielen.[198] Bereits relativ moderate, aber konsequent durchgeführte Einheiten, wie tägliches zügiges Spazierengehen, das Radfahren zur Arbeit oder Treppensteigen, sind ein starkes Signal an die Mitochondrien und führen zu den beschriebenen Anpassungsreaktionen im Energiestoffwechsel.[199, 200]

Aktuelle Studien verdeutlichen zusätzlich, dass bereits eine relativ moderate Erhöhung der täglichen Schrittzahl erhebliche gesundheitliche Vorteile mit sich bringt. So zeigen Daten, dass insbesondere bei Frauen das Risiko für Herz-Kreislauf-Erkrankungen und vorzeitige Sterblichkeit deutlich sinkt, wenn die tägliche Schrittzahl von 2.000 auf 4.000 Schritte gesteigert wird.[201] Generell belegt die Forschung, dass schon das Erreichen von etwa 7.000 Schritten pro Tag im Vergleich zu 2.000 Schritten das Risiko für verschiedene chronische Erkrankungen erheblich reduziert und die Lebenserwartung positiv beeinflussen kann. Besonders profitieren hiervon Menschen, die zuvor einen eher inaktiven Lebensstil hatten.[202]

Die Forschung zeigt, dass auch ältere Menschen von dieser Wirkleistung profitieren können. Auch eine in späteren Lebensjahrzehnten begonnene Ausdauerbewegung, etwa durch das schrittweise Erhöhen der täglichen Bewegung, kann zu einer Verlängerung der Gesundheitsspanne beitragen. Es ist nie zu spät – aber auch nie zu früh –, das Leben in Bewegung zu bringen. Und es braucht tatsächlich keine sportlichen Höchstleistungen.[203, 204]

Ausdauerbewegung unterstützt also die aktuelle Energiegesundheit und nachhaltige Anpassungsprozesse in allen Lebensphasen. Sie verbessert die metabolische Flexibilität mit dem dynamischen Wechsel zwischen Zucker- und Fettstoffwechsel, senkt Entzündungen und stärkt insgesamt die körperliche und mentale Leistungsfähigkeit. Es ist daher auch kein Zufall und mechanistisch äußerst plausibel, dass Ausdaueraktivität mit besserer Gesundheit, längerer Lebenserwartung und geringerer Krankheitslast assoziiert ist.[204]

HIIT als Mitochondrien-Turbo für den Stoffwechsel

Während Ausdauertraining die Mitochondrien über die Regelmäßigkeit moderater und gleichmäßiger Bewegung stärkt, ist das *High-Intensity-Interval Training* (HIIT) gekennzeichnet durch kurze, hochintensive Belastungen, gefolgt von Erholungsphasen. HIIT treibt die Energieanforderung in kürzester Zeit an die Spitze – innerhalb weniger Sekunden ist die ATP-Nachfrage so hoch, dass die Mitochondrien auf Hochtouren laufen müssen. Dieser „Energiestress" aktiviert sehr effizient die bereits vorgestellten Signalwege wie AMPK und PGC-1α, die als Schalter die Neubildung von Mitochondrien steuern.[205, 206]

HIIT wirkt aber nicht nur auf die Zahl der Mitochondrien, sondern auch auf die Effizienz ihrer Energieerzeugung. Nach nur wenigen Wochen Intervalltraining arbeitet die Atmungskette effizienter, und ähnlich wie bei klassischer Ausdauerbewegung steigt die Fähigkeit zur Fettsäureoxidation durch eine verbesserte metabolische Flexibilität.[207] Besonders spannend ist der Nutzen von HIIT bei Menschen mit Stoffwechselstörungen: Untersuchungen an Patienten mit Typ-2-Diabetes oder Insulinresistenz zeigen, dass bereits wenige Wochen Intervalltraining die Insulinempfindlichkeit deutlich verbessern können.[208, 209]

Sie sollten Ihr HIIT-Programm natürlich an Ihren individuellen Fitness- und Gesundheitsstatus anpassen. Bei Vorerkrankungen oder Unsicherheit über Ihren Gesundheitsstatus empfehle ich auf jeden Fall Rücksprache mit einem Profi, denn bei HIIT kann ein schlecht an die individuelle Konstitution angepasstes Training die Fitness der Mitochondrien sogar verschlechtern.[210]

Für mich persönlich hat sich das sogenannte 4x4-Intervall-Training gut bewährt, das ich gern beim Radfahren nutze. Es besteht aus vier Intervallen von jeweils vier Minuten bei einer Intensität von etwa 85–95 Prozent der maximalen Herzfrequenz, jeweils unterbrochen von drei Minuten aktiver Erholung bei etwa 60–70 Prozent maximaler Herzfrequenz. In Kombination mit Aufwärmen und Auslaufen dauert eine Bewegungseinheit zwischen 30 und 40 Minuten, was für mich gut alltagstauglich ist.

Natürlich hat der Nutzen von HIIT auch Grenzen, denn gerade für Menschen mit Herz-Kreislauf-Erkrankungen oder auch orthopädischen Problemen ist die Impulsbelastung unter Umständen zu hoch. Außerdem weiß ich aus eigener Anschauung, dass es eine gute Körperwahrnehmung und ein gewisses Maß an Trainingserfahrung erfordert, HIIT nutzbringend in den Alltag zu integrieren. Gut an die eigene Leistungsfähigkeit und die eigenen Vorlieben angepasst ist HIIT jedenfalls eine Art Turbo für den Stoffwechsel, der Ihre Mitochondrien triggert, deren Kapazität und Effizienz in der Energieproduktion schnell zu vergrößern und die Flexibilität des Energiestoffwechsels insgesamt zu steigern.

Volle Kraft voraus

Widmen wir uns nun dem Krafttraining und seiner Rolle für die Mitochondrien-Gesundheit: Krafttraining wird fälschlicherweise darauf reduziert, dass es Muskeln größer und stärker macht. Krafttraining macht aber weit mehr: Es beeinflusst den Stoffwechsel, die hormonelle Regulation, die Immunantwort und die mitochondriale Gesundheit auf eine Weise, die sich deutlich von Ausdauer- oder Intervalltraining unterscheidet. Während Ausdauertraining die Mitochondrien-Biogenese vor allem über erhöhten Sauerstofffluss stimuliert, arbeitet das Krafttraining mit dem biologischen Reiz der mechanischen Spannung.

Wenn ein Muskel beim Krafttraining unter Last arbeitet, registrieren bestimmte Rezeptoren in der Zellmembran der Muskelzellen die Dehnung und Spannung während der Übungen. Gemeinsam mit dem dadurch zunehmenden metabolischen Stress in den Zellen aktivieren die mechanischen Reize jene Signalstoffe, die für den strukturellen Aufbau und die Reparatur der Muskulatur entscheidend sind. Diese Signale wirken zunächst einmal anabol und erzeugen durch vermehrte Proteinsynthese mehr Muskelmasse.[211]

Krafttraining führt zu weiteren Anpassungen im Körper: So verbessert sich beispielsweise die Stoffwechselfunktion der Muskelzellen. Sie werden effizienter in der Aufnahme und Verarbeitung von Glukose und Fettsäuren, was zu einer besseren Blutzuckerregulation und erhöhter Stoffwechselflexibilität führt.

Durch Muskeltraining wird nicht die Dichte der Mitochondrien erhöht, sondern deren Qualität durch Umbauprozesse gezielt gesteigert. Dieser mitochondriale Umbau führt zu einer Vergrößerung der inneren Oberfläche durch eine dichtere Faltung der Cristae in der inneren Mitochondrienmembran. Und das wiederum bewirkt eine Effizienzsteigerung der Energieproduktion in der gesamten Mitochondrien-Population. Besonders wichtig ist, dass viele der bei Krafttraining ausgeschütteten Signalstoffe auch die Mitochondrien in entfernten Geweben erreichen und deren Aktivität, Reparaturprozesse und Recycling durch Mitophagie steigern. Krafttraining wirkt daher als lokaler „Wirkstoff" im Muskel und verändert zusätzlich den Stoffwechsel im gesamten Organismus.[212]

DEEP DIVE: Exerkine

Der metabolische Stress, also die Belastung des Stoffwechsels während und nach dem Krafttraining, setzt auch zahlreiche hormonähnliche sogenannte Exerkine als Botenstoffe frei. Dazu gehören Myokine wie Interleukin-6 oder Irisin aus dem Muskel, die mit der Ausschüttung weiterer Exerkine aus Knochen (zum Beispiel Osteocalcin), Fettgewebe (zum Beispiel Adiponektin, Leptin) und Blutgefäßen (zum Beispiel Endothelin-1, VEGF) synchronisiert werden.[213, 214] Gemeinsam verbessern diese Exerkine aus den unterschiedlichen Organen die Insulinsensitivität, beeinflussen den Glukose- und Fettstoffwechsel, regulieren Entzündungsprozesse und fördern Regenerationsmechanismen in Organen wie Leber und Gehirn.[215]

LASSEN SIE MICH noch einen weiteren Nutzen von Krafttraining ansprechen, nämlich den Schutz vor Muskelabbau. Muskelmasse ist eine der zentralen Ressourcen für unsere Stoffwechselgesundheit. Sie bestimmt, wie gut wir Glukose aufnehmen können, wie stabil unser Blutzucker bleibt und wie flexibel unser Energiestoffwechsel zwischen Fett- und Kohlenhydratverbrennung wechseln kann. Es ist gut belegt, dass wir ab einem Alter von etwa 30 Jahren ohne gezieltes Krafttraining jährlich etwa ein Prozent Muskelmasse verlieren. Wir werden schwächer und sind nicht mehr so beweglich. Krafttraining ist deshalb die wirksamste Maßnahme, um den Verlauf der Sarkopenie, den altersbedingten Muskelverlust, abzuflachen oder sogar ganz zu stoppen.[216, 217]

Vom Krafttraining profitieren vor allem die „schnellen“ Muskelfasern (Typ II). Diese Fasern sind für explosive Bewegungen und schnelle Reaktionen verantwortlich, beispielsweise beim Springen, Sprinten oder bei schnellen Richtungswechseln, sie werden im Alltag aber weniger beansprucht. Mit zunehmendem Alter oder bei Bewegungsmangel nimmt die Stoffwechselflexibilität und mitochondriale Gesundheit dieser Fasern besonders stark ab. Gezieltes Krafttraining sorgt dafür, dass diese Fasern die Fähigkeit behalten, flexibel zwischen verschiedenen Energiequellen zu wählen und Anzahl und Leistungsfähigkeit der Mitochondrien zu erhalten.[218]

Zusammengenommen macht das breite Wirkspektrum von Krafttraining deutlich, dass es die metabolische Gesundheit unterstützt und dabei ganz eigene und zum Ausdauertraining gut komplementäre Mechanismen im Organismus aktiviert.

Ebenso wichtig wie gezielte Bewegung ist es, aktiv zur Ruhe zu kommen und dem Körper Phasen der Regeneration und Reparatur zu gönnen. Denn erst im ausgewogenen Zusammenspiel von Aktivität und Entspannung können unsere Mitochondrien ihr volles Potenzial entfalten.

Entspannung und Schlaf als Energie-Booster

Wie Sie den Energievampir „Stress" bekämpfen können

Wer den Körper nur unter Druck setzt und ihm ständig körperliche und mentale Hochleistung abverlangt, ermöglicht dem Organismus nicht die optimale Anpassungsreaktionen. Die Mitochondrien reagieren zwar dynamisch auf Belastung mit einer Erhöhung der Energieproduktion, benötigen aber ebenso Entspannungspausen zur Regeneration. Nach einem Trainingsreiz, einer stressigen Situation oder einer Phase intensiver mentaler Beanspruchung ist es essenziell, dass die Mitochondrien in einen Modus von Reparatur, Recycling und Neubildung schalten können. Wer ihnen dies durch gezielte Entspannung ermöglicht, hält die Mitochondrien und mit ihnen den gesamten Stoffwechsel auf Dauer im Gleichgewicht und wird mit mehr Energie belohnt.[219]

Im systemischen Umfeld unseres Organismus können Entspannungspraktiken jene biochemischen Parameter messbar verändern, die für unsere Stoffwechselgesundheit maßgeblich sind: Der Blutdruck sinkt, die Herzfrequenzvariabilität steigt, Stresshormone normalisieren sich, Entzündungswerte gehen zurück. Erholung ist genau deshalb auch nicht das Gegenteil von Leistung, sondern ihre Voraussetzung.

Für die Wirksamkeit der Entspannungstechniken ist entscheidend, dass sie in unserem Organismus letztlich einen gemeinsamen physiologischen Prozess adressieren und eine Entspannungsreaktion *(Relaxation Response)* auslösen. Dieser physiologische Mechanismus beschreibt die Fähigkeit des Körpers, in einen Zustand der Regeneration zu wechseln, der die Reparaturprozesse auf zellulärer Ebene und damit auch in den Mitochondrien aktivieren kann.[219–221]

Wie sich Entspannung in Energie verwandelt

Der US-amerikanische Kardiologe Herbert Benson prägte in den 1970er-Jahren den Begriff der *Relaxation Response* für die Entspannungsreaktion des Körpers als biologischer Gegenpol zur Stressreaktion.[222] Führen wir uns nochmals vor Augen, dass chronischer Stress die Mitochondrien schädigt, indem er zu einer übermäßigen Produktion von Radikalen, einer gestörten Energiegewinnung und ausbleibenden Reparaturprozessen führt (siehe auch S. 108).[88]

Die Entspannungsreaktion funktioniert genau umgekehrt. Sie aktiviert den Parasympathikus, das Ruhe- und Regenerationssystem unseres Nervensystems. Blutdruck und

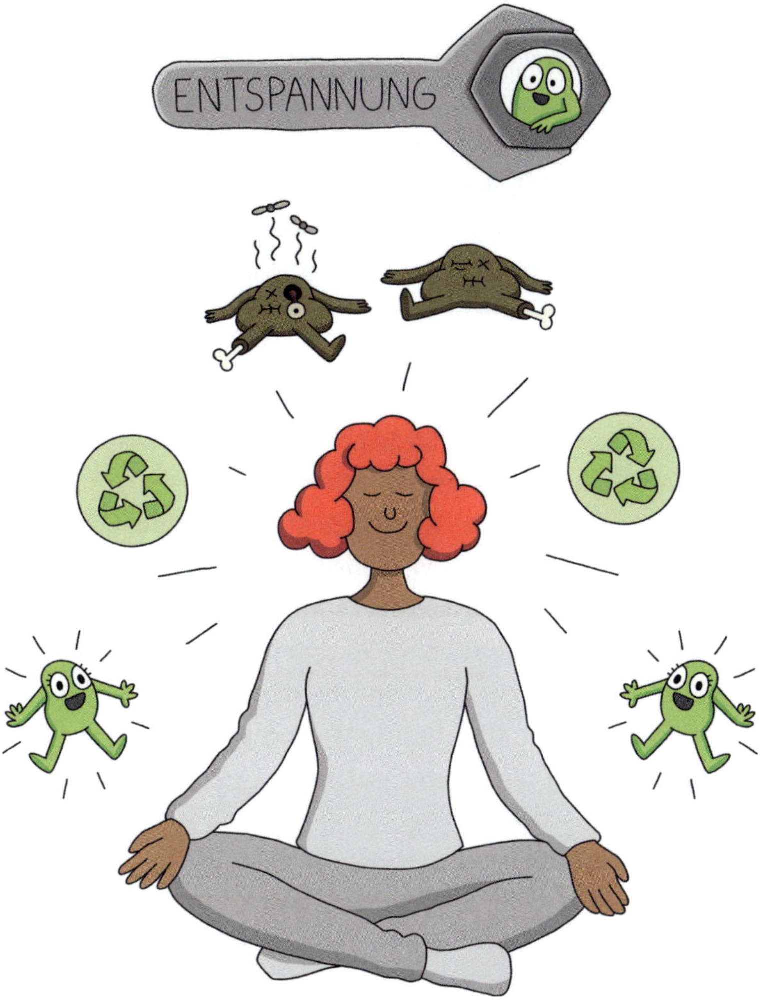

Das Auslösen der Entspannungsreaktion fördert die Mitophagie und aktiviert dadurch den Abbau kaputter und den Neuaufbau fitter Mitochondrien.

Herzfrequenz sinken, Atmung und Stoffwechsel normalisieren sich. Das klingt erst einmal recht unspektakulär, aber in Wirklichkeit startet der Körper ein hochkomplexes Regenerationsprogramm, das bis tief in die Zellen reicht.[219, 223]

Die Rolle der Mitochondrien in der Entspannungsreaktion ist lange ignoriert worden. Mittlerweile hat die Forschung aber gut belegt, dass sie in den Kommunikationsnetzwerken des Organismus nicht nur Zuhörerinnen und passive Empfängerinnen der Entspannungssignale sind, sondern wie zentrale Schaltstellen Signale erhalten, verarbeiten, an andere Bereiche weitergeben und dadurch auch Reaktionen auslösen.[224]

Wenn der Parasympathikus aktiviert wird, sinkt die Dauerstimulation durch die Stresshormone Cortisol und Adrenalin, was auch den Stress der Mitochondrien senkt und sie auf eine nachhaltige ATP-Produktion herunterschalten lässt. Zusätzlich werden verschiedene Schutz- und Anpassungsmechanismen ausgelöst. Es gibt auch Hinweise, dass die Entspannungsreaktion die Aktivität jener zellulärer Prozesse fördert, die mit einer optimierten Energieproduktion zusammenhängen. Gleichzeitig werden stress- und entzündungsgetriebene Signalwege gedämpft.

ZUSAMMENGENOMMEN scheinen Zellen in der Entspannungsreaktion mehr mitochondriale Reservekapazität aufzubauen und weniger „verschleißfördernde" Daueraktivierung zu erleiden. Gleichzeitig könnten zelluläre Aufräumprogramme leichter anspringen, inklusive Qualitätskontrolle beschädigter Mitochondrien und deren Recycling durch eine verbesserte Mitophagie.[225, 226]

Dies passt gut ins Bild der Erfahrungen von Menschen, die mit regelmäßigen Entspannungspraktiken erfolgreich Stress bekämpfen und von besserem Schlaf, mehr geistiger Klarheit, höherer Leistungsfähigkeit und Stresskompetenz berichten.[219]

Atmung als Sprache der Ruhe

Ein wertvolles Werkzeug, den entspannenden *Relaxation Response* bewusst auszulösen, ist die Atmung. Längeres Ausatmen, ein langsamer Rhythmus oder bewusst gesetzte Atempausen signalisieren dem autonomen Nervensystem, dass die Gefahr vorbei ist und Regeneration wieder stattfinden darf. Für die Mitochondrien bedeutet das unmittelbar weniger Druck durch reaktive Sauerstoffverbindungen aus einer stressbedingt überhitzten Energieproduktion, mehr verfügbaren Sauerstoff in allen Zellen und Geweben und dadurch ein deutlich stabileres Zellmilieu, in dem sie optimal arbeiten können.[219, 227]

Neben diesen physiologischen Effekten auf die Stressreaktion und die Energiegesundheit hat die Atmung auch eine unmittelbare Wirkung auf das Gehirn und das autonome Nervensystem. Tiefe und langsame Atemzüge (pro Minute ≤ 6 Atemzüge) koppeln die Aktivität der Atemzentren im Hirnstamm an Bereiche, die Emotionen, Aufmerksamkeit und Stressreaktionen steuern. Dadurch wird das Zusammenspiel zwischen Atmung und vegetativem Nervensystem stabiler, das Stressniveau sinkt und die Herzfrequenzvariabilität steigt.[228, 229] Die Mitochondrien profitieren davon, weil sie unter ruhigen Bedingungen eine gleichmäßigere ATP-Produktion erreichen und gleichzeitig weniger Reparaturaufwand betreiben müssen.

Auch das bewusste Einatmen durch die Nase kann einen Vorteil für die Energiegesundheit bringen: Denn bei jedem nasalen Einatmen entsteht in den Nasengängen eine kleine Menge des Moleküls Stickstoffmonoxid. Dieser Stoff erweitert die Blutgefäße in der Lunge und verbessert die arterielle

Sauerstoffaufnahme ins Blut, die wiederum die Sauerstoffversorgung der Mitochondrien unterstützt.[230]

Atmung wird dadurch zu einem einfachen, alltagstauglichen Werkzeug, das wir immer „in der Tasche" haben, um unseren Energiestoffwechsel unmittelbar zu unterstützen. Ganz ohne technische Hilfsmittel und ohne großen Aufwand lässt sich die Gesundheit der Mitochondrien spürbar stabilisieren. Ab S. 216 stelle ich Ihnen einige Atemtechniken vor, die ich persönlich in unterschiedlichen Settings im Alltag nutze.

Meditation als Energieimpuls

Bei der Meditation geht es darum, die Aufmerksamkeit und die Gedanken gezielt auf einen bestimmten Fokuspunkt zu richten, beispielsweise auf den Atem, auf ein Mantra oder einfach nur auf den aktuellen Moment. Durch diese bewusste Fokussierung gelingt es, störende Gedanken auszublenden und einen Zustand innerer Klarheit sowie mentaler Ausgeglichenheit zu fördern. Dieser meditative Zustand hat nachweislich positive Effekte auf das Nervensystem und unterstützt regenerative Prozesse im Körper, insbesondere auf zellulärer Ebene. Regelmäßig meditierende Menschen schütten weniger Stresshormone aus, haben eine deutlich höhere Herzfrequenzvariabilität und stabilere Blutzuckerwerte.[219, 231]

Auf zellulärer Ebene kann regelmäßige Meditation Entzündungsgene herunterregulieren und gleichzeitig die Genaktivität zur Steuerung der Mitochondrien-Biogenese deutlich erhöhen.[225]

Yoga als ganzheitlicher Energizer

Yoga ist ein Paradebeispiel für eine wirksame systemische Intervention, weil die Kombination aus körperlicher Aktivität, Atemlenkung und mentaler Fokussierung gleich mehrere Ebenen unseres Organismus adressiert. Durch Yoga wird die Muskulatur gestärkt und die körperliche Beweglichkeit gefördert, zusätzlich das vegetative Nervensystem reguliert und die Stressresistenz insgesamt erhöht. Die Muskulatur und der Kreislauf werden aktiviert, die Durchblutung optimiert und Zellen und Gewebe werden besser mit Sauerstoff versorgt. Gleichzeitig wirkt auch bei Yoga die bewusste Atmung direkt auf das Nervensystem und beruhigt die Stressachsen, indem der Parasympathikus gezielt stimuliert wird.[232, 233]

Yoga hat auf die Mitochondrienfitness eine Doppelwirkung, weil es sowohl die Energieproduktion fördert als auch die zelleigenen antioxidativen Schutzsysteme stärkt. Letzteres führt zu einer höheren Robustheit der Mitochondrien gegenüber reaktiven Sauerstoffverbindungen, sodass Yoga fast wie eine Art Zelltraining funktioniert, das vor beschleunigter Alterung und degenerativen Erkrankungen schützen kann.[234]

Progressive Muskelentspannung oder die Kraft des Loslassens

Die progressive Muskelentspannung löst die Entspannungsreaktion aus, indem ein Wechsel aus bewusster Anspannung und Loslassen einzelner Muskelgruppen, gut synchronisiert mit dem Atemrhythmus, im autonomen Nervensystem einen Wechsel von Aktivierung und Entspannung erzeugt. Herzfrequenz und Blutdruck sinken und es werden – für die Mitochondrienfitness förderlich – Stresssignale reduziert, was die Kapazität der mitochondrialen Energieerzeugung entlastet.[235]

Ähnlich wie bei den bereits vorgestellten Entspannungsmethoden kann die progressive Muskelrelaxation die Stressachsen nicht nur akut, sondern auch langfristig und nachhaltig regulieren.[225]

Das Grundprinzip der progressiven Muskelentspannung, durch einen bewussten Wechsel zwischen Anspannung und Entspannung die Entspannungsreaktion zu triggern, findet sich auch bei Methoden wie Saunieren, Eisbaden oder Wechselduschen wieder, wobei gezielt gesetzte Temperaturreize, z.T. sogar mit speziellen Atemtechniken kombiniert, eine besonders intensive Entspannungsreaktion auslösen, auch vermittelt durch das biologische Prinzip der Hormesis.[236, 237]

Im Vergleich zu reinen Entspannungsmethoden wie Meditation ist der entspannende Effekt nach einem Hormesis-Reiz oft intensiver, weil der Körper, etwa auf den starken Temperaturwechsel, besonders sensibel reagiert. Diese intensive Reaktion unterstützt sowohl die Anpassungsfähigkeit des Organismus als auch der Mitochondrien, die durch den Wechsel von Belastung und Entspannung widerstandsfähiger, effizienter und regenerationsfreudiger werden.[238]

Ein vergleichbares Prinzip zur Nutzung eines hormetischen Stressreizes findet sich auch beim Wechselspiel von wenig und viel Sauerstoff, wie es bei der Intervall-Hypoxie-Hyperoxie-Therapie (IHHT) eingesetzt wird. Hierbei werden dem Körper in wechselnden Phasen gezielt niedrige (Hypoxie) und hohe Sauerstoffkonzentrationen (Hyperoxie) zugeführt. Diese kontrollierten Sauerstoffwechsel trainieren die Mitochondrien ähnlich wie Temperaturreize, denn sie fördern die Neubildung und Leistungsfähigkeit der Zellkraftwerke, stärken antioxidative Schutzsysteme und regen Reparatur- und Regenerationsprozesse an. Die Zellen „lernen“ dadurch, deutlich effizienter mit Sauerstoff umzugehen, was die Anpassungsfähigkeit und Widerstandskraft des gesamten Organismus erhöht.[239]

All diese Methoden belegen sehr eindrucksvoll, wie flexibel und anpassungsfähig unsere Mitochondrien auf ganz unterschiedliche Interventionen reagieren. In sehr ähnlicher Weise bietet auch der Schlaf den Mitochondrien die Gelegenheit, eine Art Reinigungs- und Regenerationsprogramm zu durchlaufen.

Schlaf als mitochondrialer Vollwaschgang

Schlaf ist, wie die Schlafforschung mittlerweile gut belegt hat, ein sehr aktiver Prozess und ein nächtliches Serviceprogramm für den Stoffwechsel, von dem gerade die Mitochondrien erheblich profitieren. Dauerhafter Schlafmangel hingegen führt zu chronischer Erschöpfung, mangelnder Leistungsfähigkeit und zunehmenden Konzentrationsproblemen. Während des Schlafs und insbesondere in den Tiefschlafphasen (dem sogenannten Slow-Wave-Schlaf) laufen im Gehirn komplexe Regenerationsprozesse ab, die maßgeblich zum Erhalt der neuronalen und mitochondrialen Gesundheit beitragen. Ein zentrales Element dieses nächtlichen „Vollwaschgangs“ ist das sogenannte glymphatische

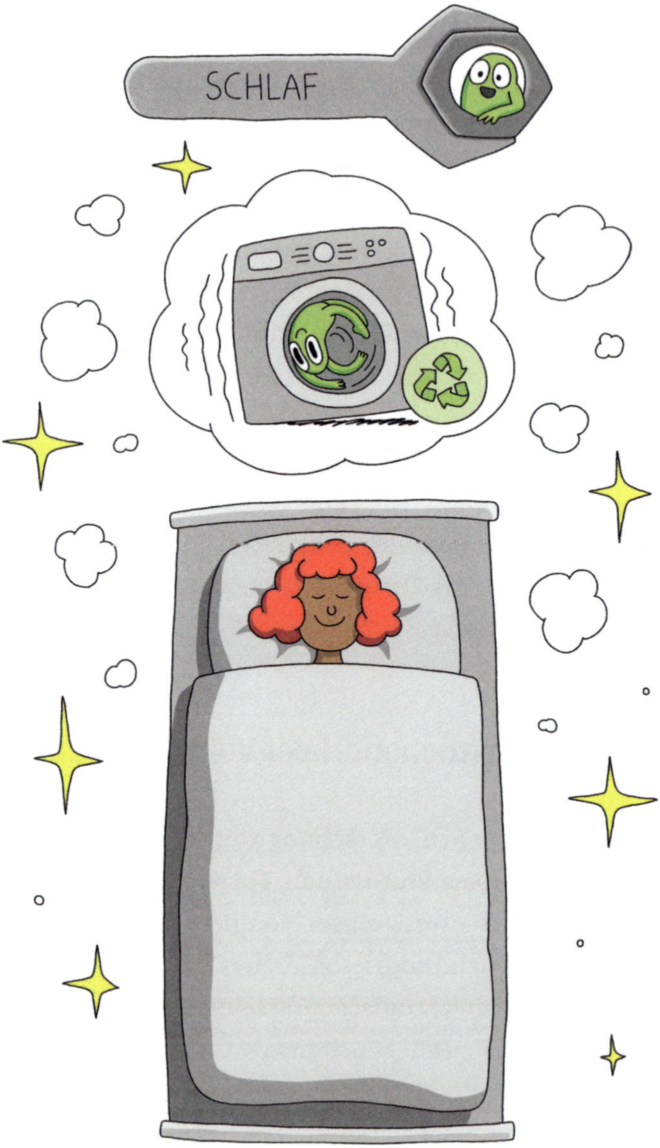

Schlaf bedeutet ein nächtliches Serviceprogramm für den Stoffwechsel, von dem die Mitochondrien im Gehirn ganz besonders profitieren. Er löst eine Art Vollwaschgang aus und dreht an den Stellschrauben der Mitochondrienregeneration.

System. Es handelt sich dabei um eine Art Abfallentsorgungssystem des Gehirns, das im Tiefschlaf aktiv wird.

Im Tiefschlaf erweitern sich die sogenannten perivaskulären Räume um die Blutgefäße im Gehirn, was es der Gehirn-Rückenmarksflüssigkeit (Liquor) ermöglicht, als „Waschflüssigkeit“ durch das Hirngewebe zu zirkulieren.[240] Dieser wellenartig gesteigerte Flüssigkeitsaustausch spült Stoffwechselabfälle aus dem Gehirn, deren Anreicherung die Nervenzellen dauerhaft schädigen würde. Daher ist es auch nicht verwunderlich, dass Schlafstörungen zu jenen Faktoren gehören, die das Risiko für neurodegenerative Erkrankungen wie Alzheimer erhöhen können.[241] Es gibt im Übrigen immer mehr Hinweise aus der Forschung, dass auch Meditation die Zirkulation der Hirnflüssigkeit steigern kann, sodass sich ausreichender Schlaf und gezielte Meditation in dieser Hinsicht gut ergänzen.[242]

Parallel zu diesem „Vollwaschgang“ im Gehirn finden in allen Körperzellen gezielte Reparatur- und Wartungsarbeiten der Mitochondrien statt.[243] Im Schlaf wird die Biogenese angeregt. Auch die antioxidativen Enzymsysteme sind in der nächtlichen Schlafphase besonders aktiv und neutralisieren reaktive Sauerstoffverbindungen, die sich tagsüber angesammelt haben. So fördert Schlaf die mitochondriale Leistungsfähigkeit und Regeneration im gesamten Körper. Wenn also die Schlafarchitektur gesund und vor allem mit ausreichend Tiefschlafphasen verbunden ist und all diese Prozesse ungestört ablaufen können, bleibt auch die Energieproduktion der Zellen effizient und frei von schädlichen Abfallstoffen.[243, 244]

Zusammenfassend können wir also sagen, dass ein gesunder Lebensstil mit ausgewogener Ernährung, Bewegung und Entspannung die Stoffwechselgesundheit und die Funktion der Mitochondrien nachhaltig fördert. Obwohl nicht für jede einzelne Maßnahme eindeutige klinische Studien vorliegen, belegen zahlreiche wissenschaftliche Arbeiten, dass diese Faktoren messbare positive Effekte bis auf die zelluläre Ebene haben.

Aber so wissenschaftlich überzeugend und mechanistisch plausibel der Lebensstil auf unsere Mitochondrien wirkt, entfalten diese Erkenntnisse erst dann einen gesundheitlichen Wert, wenn uns der Sprung aus der Theorie in die Praxis und in unseren persönlichen Alltag gelingt.

Der Mito-Reset

In kleinen Schritten zur nachhaltigen Zellgesundheit

Im Untertitel dieses Buches habe ich Ihnen versprochen, dass die Superpower Ihrer Mitochondrien Ihre Gesundheit revolutionieren wird. Zu diesem Versprechen stehe ich, weil die Forschung sehr klar belegt, dass Mitochondrien auf wiederkehrende Reize reagieren – und deshalb im Alltag auch trainierbar sind.

Revolutionär ist dabei nicht die Erfindung eines neuen Lebensstils, der speziell für die Mitochondrien gemacht ist. Aber es lassen sich aus dem Wissen darüber, was Mitochondrien stärkt und welche „Energievampire" ihnen besonders zusetzen, mitochondrienfreundliche Lebensstilelemente ableiten, die erstaunlich simpel in den Alltag integrierbar sind.

Wie Sie vermutlich auch, führe ich ein sehr erfülltes – manchmal sehr vollgefülltes – Leben mit einer großen

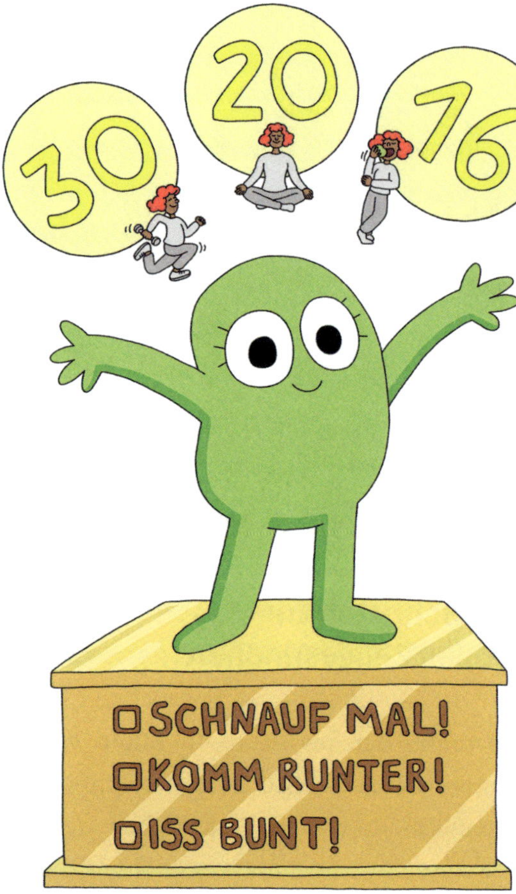

Der 30-20-16-Mitochondrien-Code ist eine einfache Erinnerungshilfe für Ihren mitochondrienfreundlichen Lebensstil. Er besteht aus täglich jeweils 30 Minuten Bewegung, aus 20 Minuten Entspannung und einer vielseitigen Ernährung mit gelegentlichen 16-stündigen Fastenintervallen.

Familie, Terminen und Berufsdruck. Und ich weiß daher, wie schnell die Gesundheit ganz unten auf der Prioritätenliste landet, obwohl sie eigentlich ganz oben stehen müsste. Die größte Hürde für kleine Lebensstilveränderungen liegt immer am Beginn: Wie ins Tun kommen? Und dann gilt es, über Regelmäßigkeit Routinen aufzubauen.

An dieser Stelle habe ich für Sie eine gute – und wichtige – Nachricht: Kleine Schritte bleiben nicht klein, wenn sie wiederholt werden. Sie entwickeln sogar echte Superpower, wenn sie regelmäßig durchgeführt und an klare Auslöser gekoppelt werden. Um das umzusetzen, habe ich den 30-20-16-Mitochondrien-Code entwickelt, der sich aus vielen kleinen „Mito-Momenten“ zusammensetzt. Legen wir los!

30 Minuten Bewegung

Die Zahl 30 steht nicht etwa für Sport, sondern stellvertretend für die Dauer täglicher Bewegung, was im Übrigen sehr gut den offiziellen Empfehlungen körperlicher Bewegung der WHO entspricht.[198] Die Mito-Momente sind bewusst so gewählt, dass sie selbst an vollen Tagen für Sie machbar bleiben. Und sie reichen aus, um regelmäßig jene Signale zu setzen, die Ihre Mitochondrien leistungsfähig und flexibel halten. Damit das auch für unterschiedliche Ansprüche klappt, sind die 30er-Mito-Momente als Baukastensystem aufgebaut, in kurze Bewegungs-Snacks zerlegt und im Folgenden in a) Einstieg, b) Fortgeschritten und c) Professional unterteilt.

a) Mito-Momente zum Einstieg

Wenn Sie starten, wählen Sie zwei kurze „Bewegungs-Snacks“ pro Tag, um eine stabile Routine aufzubauen. Jeder Snack dauert nur fünf Minuten. Sie brauchen keine Geräte, ein stabiler Stuhl und eine freie Wand reichen völlig aus. Versuchen Sie, die Bewegung an feste Auslöser zu koppeln, die ohnehin täglich passieren, beispielsweise die Zeit vor oder nach einer Mahlzeit, nach dem Zähneputzen oder vor dem Schlafengehen. Wenn Ihr Tag extrem voll ist, nutzen Sie die Mini-Version als Fall-Back: „Snacken“ Sie zwei Minuten – Hauptsache Sie starten, denn der erste Schritt macht den Weg zum Aufbau einer Routine überhaupt erst möglich.

- **Erster Snack: Unterkörper und Kreislauf (5 Minuten):**
  - 1 Minute lang vom Stuhl aufstehen und wieder hinsetzen, in ruhigem Tempo, ohne Schwung, Füße hüftbreit.
  - 1 Minute am Platz marschieren, Knie angenehm hoch, Arme schwingen locker mit.
  - 1 Minute Wadenheben im Stand: Die Wade langsam in Richtung hinterer Oberschenkel hochziehen, langsam runter, dabei gern an der Wand abstützen.
  - 1 Minute Knieheben im Stand, abwechselnd links und rechts, Bauch leicht aktiv.
  - Zum Abschluss 1 Minute Pause, ruhig atmen, kurz lockern.
- **Zweiter Snack: Rücken und Haltung (5 Minuten):**
  - 1 Minute Schulterkreisen und Armkreisen im Stand, groß und langsam.
  - 1 Minute Wanddrücken, wie Liegestütze an der Wand, Hände auf Brusthöhe, Körper gerade.
  - 1 Minute „Hüftscharnier“: kontrolliertes Vorbeugen mit geradem Rücken, Hände an die Oberschenkel.
  - 1 Minute Step Touch seitlich im Wechsel: Schritt nach rechts und den linken Fuß dazusetzen, dann dasselbe

nach links, Arme mit den Füßen synchron schwingend hinzunehmen.
- Zum Abschluss 1 Minute Pause, ruhig atmen, kurz lockern.

Wenn Sie viel sitzen, brauchen Sie zusätzlich ein einfaches Bewegungsziel: Nach etwa einer Stunde Sitzen stehen Sie kurz auf und bewegen sich dann zwei Minuten. Das muss gar nicht sportlich sein, selbst Aufstehen und Herumgehen dient bereits der Stoffwechselpflege, weil Sie damit verhindern, dass Muskelzellen und mit ihnen die Mitochondrien durch Dauersitzen in einem Sparmodus einfrieren. Als Reminder dafür habe ich mir ein Post-it an den Monitor geklebt.

b) Mito-Momente für Fortgeschrittene

Wenn die beiden Snacks über mehrere Tage gut funktioniert haben, können Sie daraus eine zuverlässige Routine mit 30 Minuten pro Tag aufbauen. Der Routinebaukasten hat vier Bausteine: Sitzunterbrechungen, ein oder zwei Snacks, einen kurzen Ausdauerblock und einen fixen Impuls vor oder nach dem Essen. Und wenn Sie wirklich mal einen Tag aussetzen müssen, dann machen Sie einfach am übernächsten Tag weiter: Ein Aussetzer tut nicht weh, aber zwei Aussetzer hintereinander können schnell zur neuen unbewegten Routine werden.

- **Sitzunterbrechungen (6–10 Minuten pro Tag):**
  Damit Ihr Tag nicht in dauerhaften Sitzblöcken versinkt, planen Sie drei bis fünf kurze Unterbrechungen ein. Jede dauert 2 Minuten. Sie landen automatisch bei 6–10 Minuten Aktivität, ohne dass es sich wie Sport anfühlt.

- **Ein Doppel-Snack pro Tag (10 Minuten):**
  Wählen Sie einen der bereits gelernten Bewegungs-Snacks und machen Sie zwei Runden. Wenn es leichter wird, reduzieren Sie die Pause dazwischen oder erhöhen Sie das Tempo leicht, ohne die korrekte Ausführung aus den Augen zu verlieren.
- **Ausdauer light (10–20 Minuten):**
  Zügiges Gehen, Radfahren, ein flotter Spaziergang: Ziel ist, dass Sie warm werden und schneller atmen, aber noch kurze Sätze sprechen könnten. Wenn Sie wenig Zeit haben, reicht die klare Untergrenze von 10 Minuten zügiger Bewegung, weil auch das bereits ein zuverlässiges Signal für mitochondriale Kapazität sendet. Optimal ist es auch, wenn Sie Treppen in der Nähe haben. Wenn Sie täglich mehrere kurze Treppenblöcke zügig zurücklegen, kann das Ihre „Ausdauer light" an manchen Tagen ersetzen, ohne dass Sie zusätzliche Zeit einplanen müssen.
- **Impuls nach dem Essen (5–10 Minuten):**
  Bewegen Sie sich nach Ihrer Hauptmahlzeit kurz, ähnlich wie bei „Ausdauer light". Das hilft, zirkulierende Nährstoffe rascher in Energie umzuwandeln, Insulin- und Zuckerspitzen im Blut abzuflachen und die Muskulatur als schnellen „Nährstoffverbraucher" aktiv zu nutzen.

Damit das Ganze leichter wird, darf es natürlich auch Spaß machen: Ich persönlich bleibe besser dran, wenn ich die Bewegung während „Ausdauer light" oder zum „Impuls nach dem Essen" an eine kleine Belohnung kopple. Ich höre dabei Musik oder einen Podcast.

Und wenn Sie Ihren Fortschritt zum Routineaufbau gern sehen möchten, kann ich Ihnen ein minimalistisches Tracking empfehlen: ein Häkchen für Snack, ein Häkchen für

Ausdauer, ein Häkchen für den „Impuls nach dem Essen". Das reicht schon aus, um sich selbst eine motivierende Visualisierung zu schenken.

c) Mito-Momente für Professionals

Auf dieser Stufe können Sie mit einer verlässlichen Routine als Basis eine Mischung aus kurzen Peaks, Ausdauer und Impulsen mit Krafttraining etablieren. Das Ziel bleibt wie in den ersten beiden Stufen die Stärkung der Mitochondrienfitness mit mehr Kapazität in der Energieversorgung, einer besseren Sauerstoffverwertung, auch für den Erhalt oder die Erhöhung der Muskelmasse als Stoffwechselorgan.

▶ **Tägliche Snacks mit Peaks (je 1–3 Minuten):**
- Sie setzen über den Tag verteilt vier bis sechs kurze, spürbar fordernde Impulse, zwei davon dürfen intensiver sein, der Rest bleibt moderat.
- Vormittags 60 bis 90 Sekunden Stuhlaufstehen zügig, 30 Sekunden Pause.
- Mittags Treppe zügig hoch, 30 bis 60 Sekunden, dann langsam runter, zwei bis vier Wiederholungen.
- Nachmittags Wandliegestütze 60 Sekunden, 30 Sekunden Pause, dann Wadenheben 60 Sekunden.
- Abends Marschieren am Platz oder Step Touch 2 Minuten.

Wenn Sie Lust auf stärkere Peaks haben, nutzen Sie die 20-Sekunden-Regel: dreimal pro Tag 20 Sekunden sehr zügig Treppe hoch oder sehr zügiges Gehen, jeweils mit mindestens einer Stunde Abstand. Das passt selbst in volle Tage!

- **Ausdauer mit Intervallen (zwei Einheiten pro Woche):**
  - Einmal Base: 35–60 Minuten gleichmäßig laufen.
  - Einmal Intervalle: 10 Minuten locker laufen, dann 6–10 Wiederholungen aus 30 Sekunden zügigem plus 90 Sekunden lockerem Laufen, danach zum Abschluss 5–10 Minuten locker auslaufen.
- **Balance als tägliche Mini-Routine (2 Minuten):**
  Auch wenn dieser Baustein bei den Professionals steht, gehört der Einbeinstand als Mito-Moment in alle Stufen. Fangen Sie pro Bein mit 10 Sekunden an und steigern Sie bis zu 45 Sekunden pro Seite, anfangs mit Festhalten, später im freien Stand. Wenn Sie sicher stehen, bewegen Sie den Kopf währenddessen langsam nach links und rechts oder schließen kurz die Augen. Auch Balancetraining fördert die Aktivität gerade der tiefliegenden Muskelgruppen und deren Energiestoffwechsel. Eine gute Balance und stabile Körperspannung sind entscheidende Voraussetzungen, um dauerhaft und bis ins hohe Alter mobil und selbstständig zu bleiben.
- **Krafttraining (1–3 Einheiten pro Woche, 25–40 Minuten):**
  Für das Krafttraining bekommen Sie von mir keinen Baustein als Trainingsplan „von der Stange", weil es für Sie individuell passend aufgebaut werden sollte. Dafür gibt es in guten Studios ein angepasstes Probetraining mit Technikcoaching, einen Beweglichkeitscheck und Trainingseinheiten, die zu Ihrem Körper und Ihren Gesundheitszielen passen. Nur diese individuelle Passung macht Krafttraining wirksam und mit Spaß auch langfristig durchhaltbar.

Zusätzlich lässt sich Krafttraining neben dem Fitnessstudio auch gut in den Alltag integrieren. Schwere Gartenarbeit,

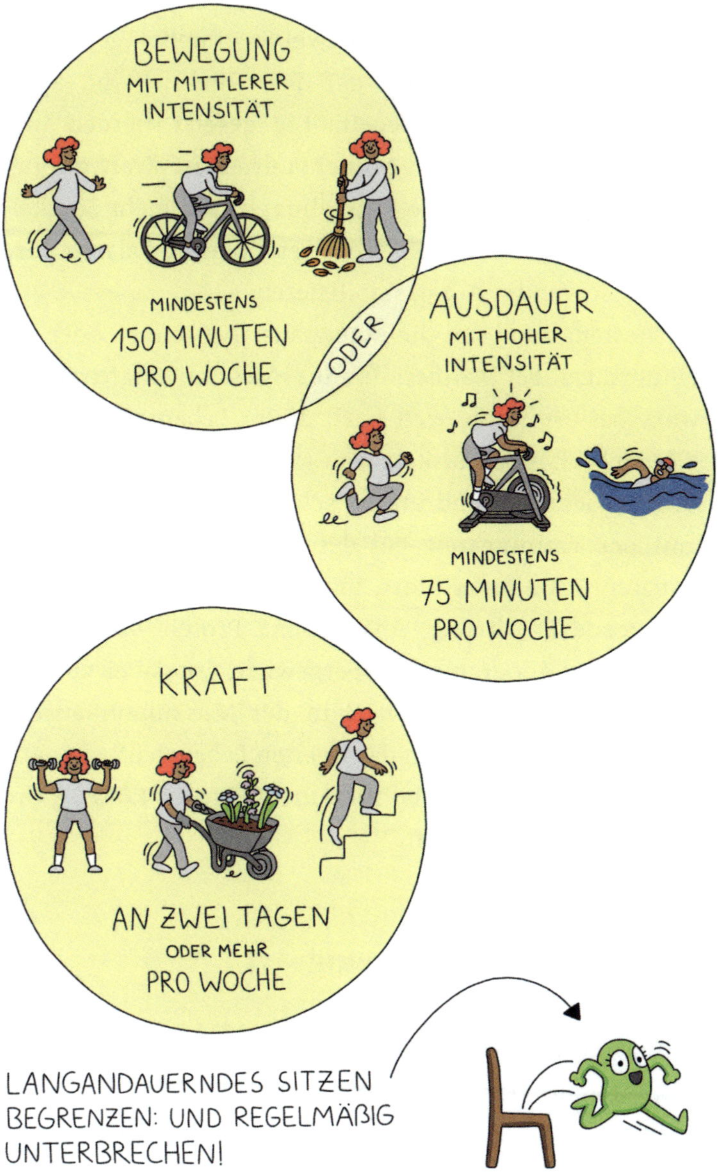

Auch die WHO empfiehlt Bewegung, die sich leicht in den Alltag integrieren lässt.[198] Und die Mitochondrien jubeln!

Holz, Wasserkisten oder Einkaufstaschen tragen, längere Treppenstrecken über mehr als zwei Stockwerke, gern auch mit einem vollen Rucksack auf dem Rücken, sind echte Kraftimpulse, wenn sie regelmäßig gesetzt werden und spürbar fordern. Für Ihre Mitochondrien ist Krafttraining relevant, weil mehr aktive Muskelmasse und mehr Muskelarbeit die metabolische Kapazität erhöhen und damit Ihre Energiereserven im Alltag stabilisieren.

Spätestens rund um die Menopause bei Frauen oder die „Männopause" bei Männern lohnt es sich, mit Krafttraining bewusst zu beginnen, weil nach dieser Lebensphase (50+) der fortschreitende Muskelabbau (Sarkopenie) noch deutlicher voranschreitet und immer schwerer zu korrigieren ist. Damit der Trainingsreiz bei den Mitochondrien auch zu adäquaten Reaktionen führt, braucht er eine entsprechend flankierende Ernährung. Ausreichend Protein von täglich 0,8–1,0 g pro Kilogramm Körpergewicht ist dabei zentral, weil der anabole Stoffwechsel in der Muskulatur ausreichend Baustoff braucht. In der zweiten Lebenshälfte benötigen wir sogar eine tägliche Proteinzufuhr von 1,0–1,5 g pro Kilogramm Körpergewicht.

20 Minuten Entspannung

Die 20 Minuten Entspannung stehen für die tägliche Regulation Ihres autonomen Nervensystems, damit Anspannung wieder abklingen kann und Regeneration verlässlich Raum bekommt. Ehrlicherweise habe ich diesen Bereich über viele Lebensjahrzehnte vernachlässigt, auch weil ich fälschlicherweise angenommen hatte, dass Stress einfach zum

Leben dazugehört. Wenn Stress jedoch zu lange „an“ bleibt, läuft der Körper im Alarmbetrieb, der entspannende Parasympathikus hat immer seltener die Oberhand und die Bedingungen für stabile Energieproduktion in den Zellen werden immer ungünstiger. Mitochondrien profitieren von Phasen, in denen der Körper eine Entspannungsreaktion zeigt (siehe S. 194). Auch für diese Mito-Momente reichen kurze Interventionen im Alltag, ohne dass Sie einen Yoga- oder Meditationskurs buchen müssen. Ein tolles Werkzeug ist übrigens unsere Atmung, weil wir sie immer dabeihaben und sehr spezifisch für Entspannung verwenden können.

Das wichtigste Ziel ist eine gute Passung in Ihrem Alltag und der Aufbau kleiner Routinen. Wählen Sie dafür zwei bis drei fixe, täglich stattfindende Alltagsereignisse und machen Sie daraus Ankerpunkte für kurze Entspannungsmomente. Gut geeignet sind zum Beispiel Händewaschen oder Zähneputzen, Raumwechsel, Hinsetzen an den Schreibtisch, die letzten Minuten vor dem Essen oder die Zeit im Bett vor dem Einschlafen.

Zu Beginn reicht eine Minimalversion, die auch an vollen Tagen funktioniert, denn selbst eine einzige Minute reicht als Basis zum Aufbau einer Routine aus. Auch die täglichen Mito-Momente der Entspannung können Sie mit einem Häkchen pro Entspannungsmoment markieren, weil unser Gehirn sichtbaren Fortschritt liebt. Die folgenden Mito-Momente habe ich aus meinem persönlichen Werkzeugkasten mitgebracht. Sie sollen Ihnen Inspiration für kurzes, aber trotzdem entspannend wirksames Innehalten sein. Starten Sie mit einer Minute und steigern Sie dann behutsam die Zeit der Übungen, die gut für Sie passen.

- **Gähnen und Strecken:** Gähnen Sie bewusst ein bis zwei Mal und strecken Sie die Arme über den Kopf, als würden Sie den Brustkorb weiten. Lassen Sie die Schultern beim Ausatmen sinken und spüren Sie, wie der Körper aus der gefühlten Enge mehr Raum bekommt.
- **Hinsetzen und Wahrnehmen:** Setzen Sie sich hin und erlauben Sie sich 60 Sekunden Beobachtung. Sie registrieren nur, was Sie sehen, hören, spüren. Gedanken dürfen auftauchen, füttern Sie sie nicht weiter.
- **Reset Händewaschen:** Beim Händewaschen richten Sie die Aufmerksamkeit auf Temperatur, Druck, Bewegung und Geräusch. Wenn der Kopf abwandert, kommen Sie wieder zu den Händen zurück. Das ist eine Art Mini-Reise in Ihren Körper.
- **Bewusster Übergang:** Wählen Sie einen täglichen Streckenabschnitt, der einen Übergang markiert (Flur, Parkplatz, Treppe), und gehen Sie 1 Minute ohne Handy. Sie spüren Schritte, den Kontakt zum Boden, Ihr Blickfeld. Der „Übergang" wird zur bewussten Entspannung.
- **Schneller Reset-Moment:** Mit dem physiologischen Seufzer atmen Sie zweimal kurz hintereinander durch die Nase ein, erst tiefer, dann ein kurzer „Nachatmer" obendrauf, danach langsam durch den Mund ausatmen. Ich merke bereits nach wenigen Atemzügen, wie der Körper in die Entspannungsreaktion kippt.
- **Atem beobachten:** Verfolgen Sie für 60 Sekunden Ein- und Ausatmung. Wenn Gedanken Sie wegziehen, bemerken Sie es und kehren freundlich zum Atem zurück. Das ist für mich ein schnelles Achtsamkeitstraining.
- **5-5-2-Atmung:** Atmen Sie 5 Sekunden durch die Nase ein, dann 5 Sekunden aus. Halten Sie die Atmung danach

2 Sekunden an. Die Ausatmung kann sanft durch den Mund fließen oder durch die Nase erfolgen. Das ist für mich persönlich der schnellste Weg, meinen Parasympathikus zu aktivieren und dabei zu entspannen.

- **Kastenatmung:** 4 Sekunden durch die Nase einatmen, 4 halten, 4 ausatmen, 4 halten. Wenn das Halten unangenehm wird, verkürzen Sie die Haltephasen. Gleichmäßigkeit schlägt Härte.
- **Lange Ausatmung:** Atmen Sie normal ein und lassen Sie die Ausatmung länger werden, zum Beispiel 4 Sekunden ein-, 6 Sekunden ausatmen, 6 Atemzüge pro Minute.
- **Stressbremse:** Die sogenannte Lippenbremse bedeutet, durch die Nase einzuatmen, dann langsam durch leicht gespitzte Lippen auszuatmen – als würden Sie durch einen Strohhalm gegen einen leichten Widerstand pusten. Schenkt Stabilität in stressigen Situationen. Zunächst in Ruhe üben.
- **Progressive Muskelentspannung (1 Minute):** Spannen Sie Ihre Muskeln 5 Sekunden an, lösen Sie sie dann bewusst und spüren 2 Atemzüge nach. Reihenfolge: Fäuste, Schultern, Kiefer, Bauch, Gesäß, Oberschenkel, Waden. Sie spüren den Unterschied zwischen Spannung und Loslassen.
- **Reset Türschwelle:** Bei jedem Raumwechsel bleiben Sie kurz stehen, lösen die Schultern, nehmen einen bewussten Atemzug. Danach gehen Sie weiter. Das kann eine schnelle Routine werden.
- **Stuhlmeditation:** Füße am Boden, Rücken aufgerichtet ohne Spannung, Schultern weich, Blick entspannt. Sie spüren den Kontakt zum Stuhl oder folgen dem Atem. 1 Minute reicht zunächst, um das Nervensystem umzuschalten.

- **Intention in einem Wort:** Sie fragen sich, wie Sie die nächsten 2 Stunden sein möchten und wählen dafür ein Wort: ruhig, klar, freundlich, mutig ... Sie sagen es sich innerlich beim Ausatmen vor und handeln danach.
- **Innerer Dialog in drei Fragen:** Sie fragen sich: „Was ist gerade wirklich los? Was brauche ich in den nächsten 10 Minuten? Was ist der kleinste nächste Schritt dorthin?“ Danach folgt eine entsprechende Mini-Handlung.
- **Selbstmitgefühl (1 Minute):** Sie sagen sich innerlich: „Es ist gerade schwer. Das ist menschlich. Was wäre jetzt hilfreich für mich?“ Reduziert die innere Härte.
- **Freundliche Wünsche:** Sie wiederholen innerlich drei Sätze: „Möge ich meinem Körper heute gut zuhören. Möge ich mich für kleine Schritte entscheiden, die mir guttun. Möge ich mir selbst zutrauen, dass Veränderung möglich ist.“ Wirkt bei mir überraschend beruhigend!
- **Hand aufs Herz:** Eine Hand auf Brust oder Bauch, drei ruhige Atemzüge, beim Ausatmen bewusst weicher werden. Das ist ein diskreter Reset, der überall funktioniert.
- **Achtsames Essen:** Ein Bissen in Zeitlupe. Sie schmecken, kauen, schlucken, legen das Besteck kurz ab. 1 Minute reicht, um aus hastigem in ruhiges Essen zu wechseln.
- **Achtsames Hören:** Hören Sie 1 Minute bewusst Geräusche in der Nähe, in der Ferne, Lautstärke, Rhythmus. Das Hören holt Sie aus dem Kopf zurück in die Gegenwart.

Ergänzende Alltags-Hacks

Entspannung entsteht oft in Situationen, in denen wir allein durch die Umgebung und den Kontext Sicherheit und Ruhe

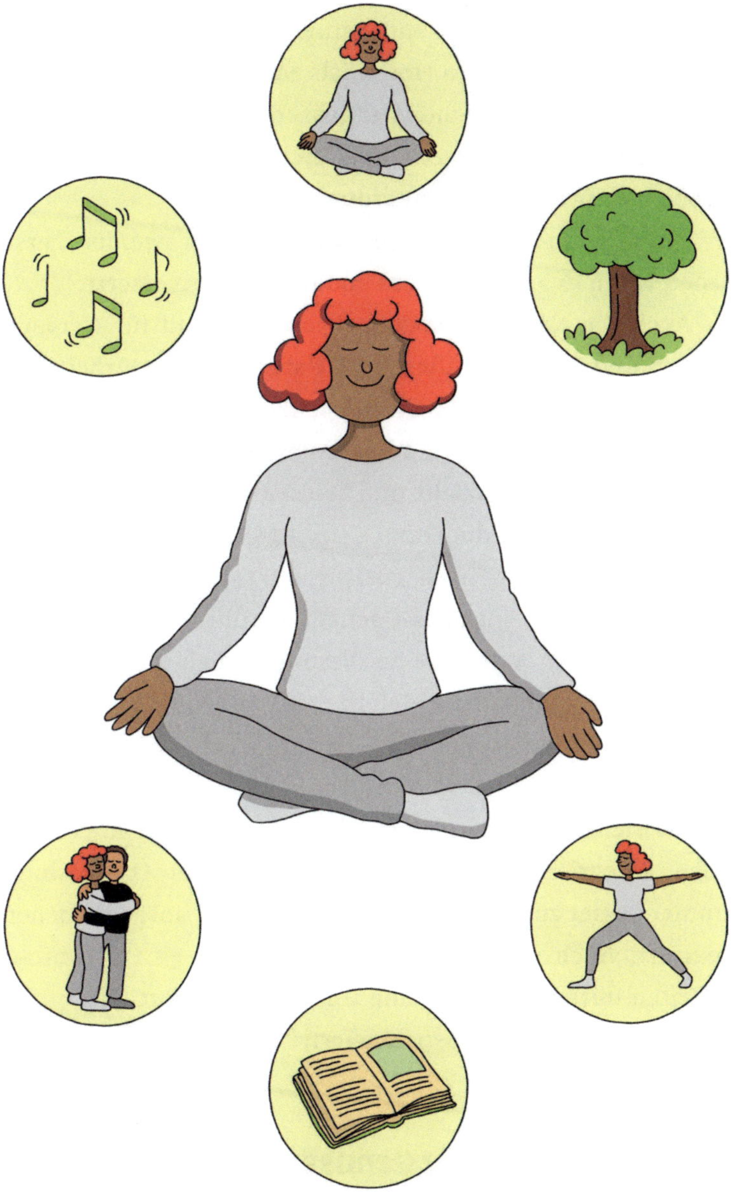

Alltags-Hacks für mitochondrienfreundliche Entspannungsreaktionen: ein Spaziergang in der Natur, ein gutes Buch, Musik, eine Umarmung oder bewusste Entspannungsübungen.

spüren können. Musik kann dafür ein direkter Hebel sein. Entweder als bewusstes Hören, als Mitsummen, als Mitsingen und natürlich auch als Musizieren. Der Rhythmus im autonomen Nervensystem und die Atmung können sich dabei fast automatisch neu ordnen.

Lesen kann ebenfalls ein starker Reset werden, erst recht, wenn es am Abend das endlose Scrollen ersetzt.

Auch die Natur wirkt schnell balancierend für Nervensystem und Energiestoffwechsel. Dafür reicht im Arbeitsalltag ein kurzer Gang ins Grüne während der Mittagspause, ein „grüner Blick" durchs Fenster und am Wochenende eine Spazierrunde durch Wald und Wiesen mit Innehalten und bewusstem Blick in die Ferne.

Soziale Gesundheit ist ebenso wirksam. Ein kurzes Gespräch, ein gemeinsames Lachen, Berührung und Umarmung schenken Momente der Verbundenheit mit Freunden und Familie und fahren gleichzeitig Nerven- und Energiesysteme herunter.

WENN SIE die „20" als entspannende Mito-Momente in Ihr Leben integrieren, werden Sie merken, dass Ihr Organismus immer besser zur Ruhe findet und im Alltag ausgeglichener reagiert. Auch weil Ihre Mitochondrien in einem Umfeld arbeiten dürfen, das Leistung und Erholung gut und mitochondrienfreundlich ausbalanciert.

Mito-Momente für Genuss

Die „16" steht im Mitochondrien-Code für eine Ernährungsweise, die möglichst vielseitig ist, damit der Stoffwechsel flexibel bleibt, und in der ab und zu auch Fastenpausen vorkommen, in denen der Stoffwechsel herunterschalten darf. Ernährung soll Spaß machen und vor allem gut schmecken, damit sie auch im hektischen Alltag funktioniert und Ihre Mitochondrien zuverlässig „im grünen Bereich" bleiben.

Wie die anderen Mito-Momente funktioniert auch die Ernährung durch Regelmäßigkeit und nicht über eine einseitige und hohe Dosis bestimmter Lebensmittel oder Ergänzungsstoffe. Ernährung folgt dem *Low Dose-Life Long*-Prinzip: Eine Ernährungsform mit unverarbeiteten Lebensmitteln bildet das Fundament, je nach Lebens- oder Altersphase darf gezielt supplementiert werden. Im Folgenden habe ich Ihnen meine persönliche Liste zusammengestellt, mit der Sie Ihre Mitochondrien und Ihre Gesundheit ohne großen Aufwand stärken können.

- **Bunt einkaufen und frisch zubereiten:** Legen Sie sich für den Einkauf und das Kochen eine einfache Farbroutine zurecht, die schnell gelernt werden kann. Drei Farben Gemüse pro Tag sind ein guter Mindeststandard, plus eine „Aromafarbe" über Kräuter und Gewürze. Das bringt Ballaststoffe und sekundäre Pflanzenstoffe in Ihre Alltagsküche, ohne dass Sie einzelne Stoffe zählen müssen. So kommen Sie pro Woche auf 16 oder mehr verschiedene Obst- und Gemüsesorten, Kräuter, Gewürze, Nüsse und Saaten. Probieren Sie es aus! Und vergessen Sie nicht ab und zu einen Kakao zu trinken oder einen Granatapfel zu essen – tolle Quellen für mitochondrienfreundliches PQQ und Ellagitannine (siehe S. 168).
- **Flexible Fastenfenster:** Mitochondrien stehen auf einen natürlichen Essrhythmus mit Pausen, die aber in den Alltag passen müssen. Planen Sie täglich drei sättigende

Mahlzeiten ein und lassen Sie dazwischen vier bis fünf Stunden Pause, weil Esspausen den Stoffwechsel und die Mitochondrien resetten. Ich persönlich lege zusätzlich einmal pro Woche eine längere Pause mit einem 16:8-Fastenfenster ein (siehe S. 179), manchmal klappen sogar zwei oder drei Tage. Ein frühes Abendessen und am nächsten Tag das Weglassen des Frühstücks bringen den 16-Stunden-Reset für die Mitochondrien.

- **Zyklusgerechtes Fasten:** Fasten ist nicht in jeder Phase physiologisch sinnvoll. Für Frauen passt in der ersten Zyklushälfte (Tag 1–14 nach der Menstruation) eine 16:8-Phase mit Kalorienreduktion besser in die Physiologie, während in der zweiten Zyklushälfte (ab Tag 15 bis zur Menstruation) der Energie- und Nährstoffbedarf steigt. In dieser Phase ist es körperfreundlicher, nicht zu fasten oder ein verkürztes Fastenfenster zu wählen.
- **Ballaststoffe als Standardzutat:** Hier geht es darum, gezielt auf eine Ernährung mit Ballaststoffen zu achten, weil das Mikrobiom daraus die kurzkettigen Fettsäuren als Nahrung und Signalstoffe für die Mitochondrien produziert. Eine Portion Linsen oder Bohnen pro Tag, die Sie mit ein paar Nüssen, Vollkorn und bunten Gemüsen kombinieren, macht Mikrobiom und Mitochondrien happy. Starten Sie mit zwei oder drei ballaststoffreichen Tagen pro Woche und bauen Sie diese zu einer täglichen Routine aus. Und variieren Sie die Ballaststoffquellen, damit die Freude am Essen erhalten bleibt.
- **Mahlzeiten mit hochwertiger Proteinquelle:** Proteine sind ein Garant für Muskelerhalt und gesunde Regeneration. Wählen Sie pro Hauptmahlzeit eine variierbare Proteinquelle nach Ihrem Geschmack und Ihrer bevorzugten

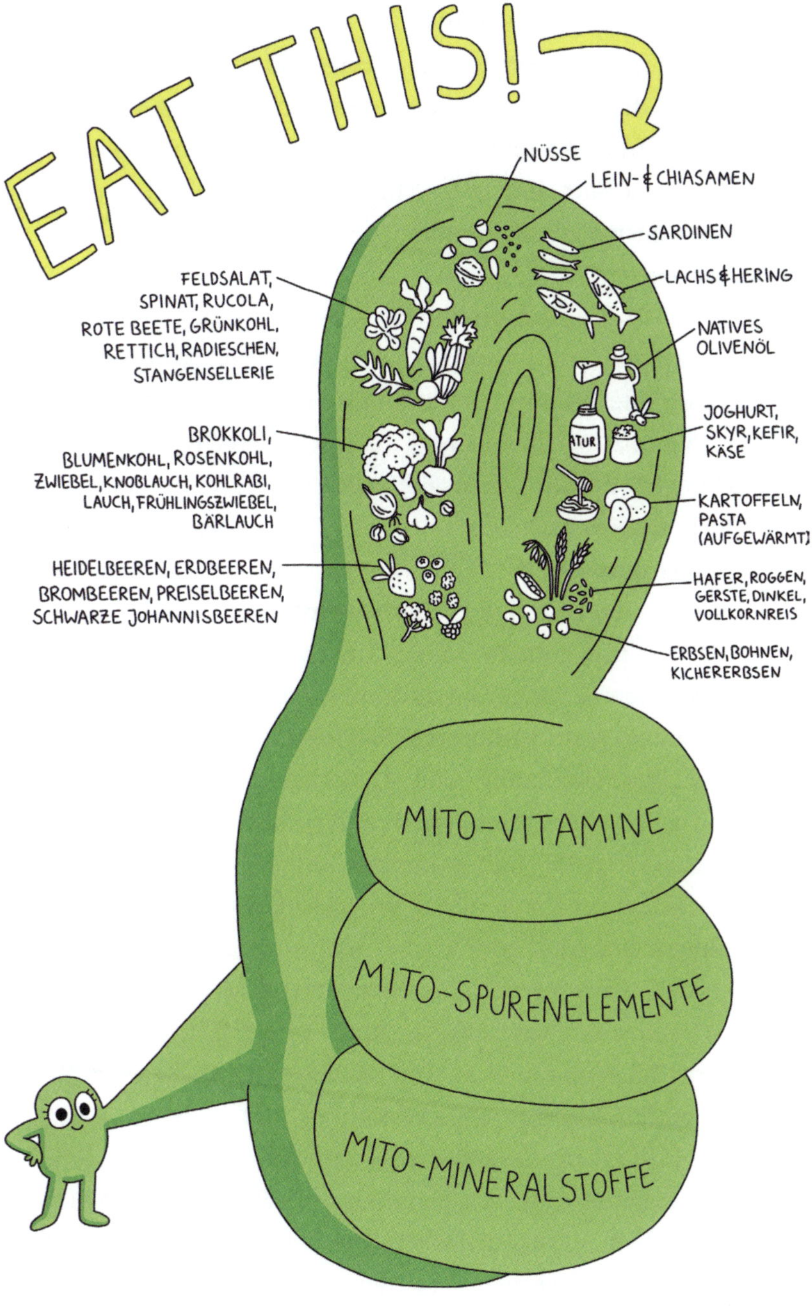

EAT THIS!
NÜSSE
LEIN- & CHIASAMEN
SARDINEN
LACHS & HERING
NATIVES OLIVENÖL
JOGHURT, SKYR, KEFIR, KÄSE
KARTOFFELN, PASTA (AUFGEWÄRMT)
HAFER, ROGGEN, GERSTE, DINKEL, VOLLKORNREIS
ERBSEN, BOHNEN, KICHERERBSEN
FELDSALAT, SPINAT, RUCOLA, ROTE BEETE, GRÜNKOHL, RETTICH, RADIESCHEN, STANGENSELLERIE
BROKKOLI, BLUMENKOHL, ROSENKOHL, ZWIEBEL, KNOBLAUCH, KOHLRABI, LAUCH, FRÜHLINGSZWIEBEL, BÄRLAUCH
HEIDELBEEREN, ERDBEEREN, BROMBEEREN, PREISELBEEREN, SCHWARZE JOHANNISBEEREN
MITO-VITAMINE
MITO-SPURENELEMENTE
MITO-MINERALSTOFFE

Ernährungsweise aus, beispielsweise Joghurt oder Quark, Eier, Fisch, Hülsenfrüchte, Tofu oder mageres Fleisch. Damit stabilisieren Sie das Gefühl der Sättigung, reduzieren Heißhunger und schenken Ihrem Organismus für den anabolen Aufbau jene Baustoffe, die gerade in Stressphasen und mit zunehmendem Alter immer wichtiger werden.

- **Fette für die Membranpflege:** Planen Sie täglich ein bis zwei Esslöffel Olivenöl ein und dazu eine kleine Portion Nüsse oder Saaten. Wenn Sie Fisch essen, sind zwei Portionen pro Woche ein praktikabler Marker für eine gute Omega-3-Zufuhr. Wenn Sie pflanzlich essen, planen Sie feste Omega-3-Quellen ein, etwa Leinsamen, Chia, Walnüsse und bei Bedarf eine gezielte Ergänzung mit einem hochwertigen Supplement aus Algen- oder Fischöl. Das hält die Membranen von Zellen und Mitochondrien geschmeidig und funktionsfähig.
- **Maximale Makro-Nährstoff-Flexibilität:** Nichts ist verboten, aber Maßhalten und Abwechslung zählen für die Mitochondrien! An aktiven Tagen dürfen Sie natürlich auch mal mehr Kohlenhydrate essen. Sie bringen den Mitochondrien vor allem bei Bewegung oder längerer physischer und psychischer Belastung schnelle Rohstoffe. Wenn Sie den Tag eher sitzend verbringen, wird der Teller stärker Gemüse- und Protein-lastig bestückt, Fette bleiben moderat und hochwertig, Kohlenhydrate kommen eher aus Hülsenfrüchten und Vollkorn, nicht aus Süßigkeiten. Wechseln Sie die Makronährstoff-Schwerpunkte ab, weil genau das die Fähigkeit der Mitochondrien stärkt, zwischen Brennstoffen zu wechseln und den Stoffwechsel insgesamt beweglich zu halten.

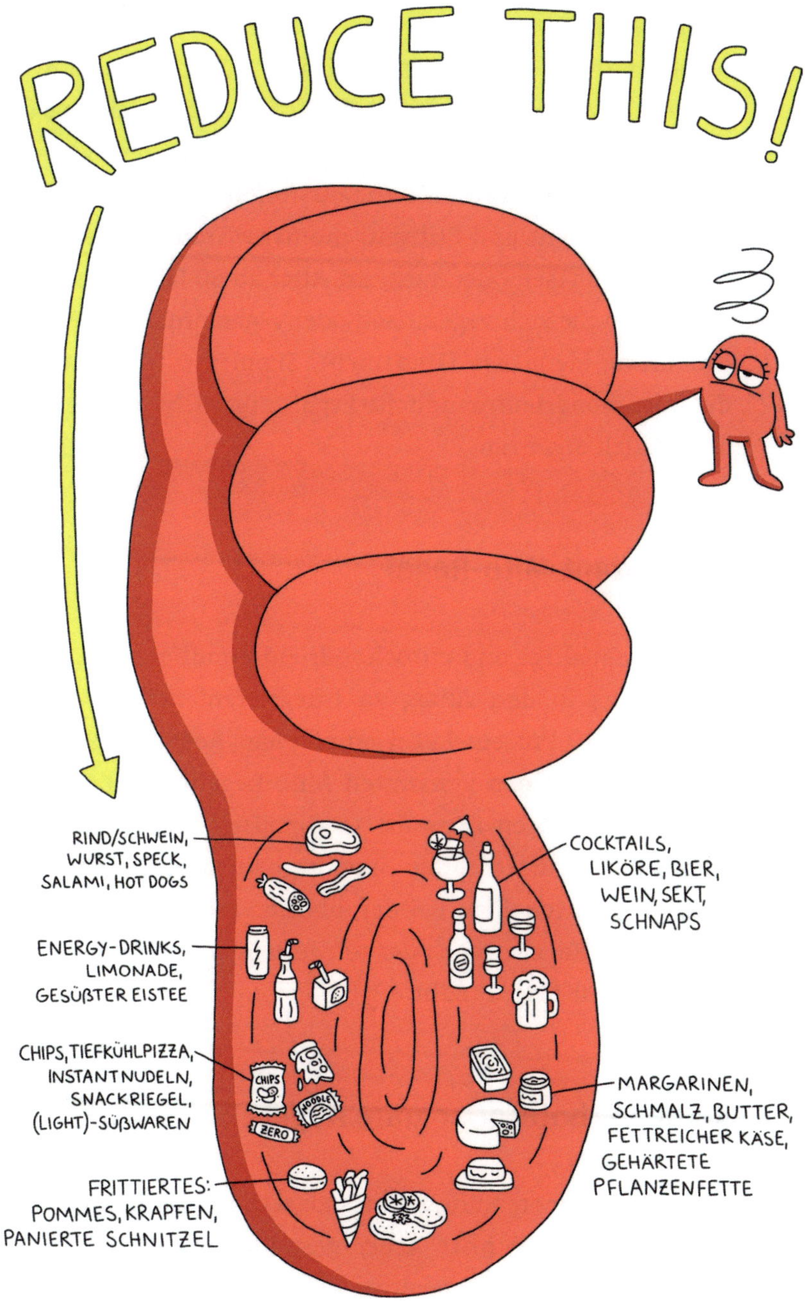
REDUCE THIS!
RIND/SCHWEIN, WURST, SPECK, SALAMI, HOT DOGS
COCKTAILS, LIKÖRE, BIER, WEIN, SEKT, SCHNAPS
ENERGY-DRINKS, LIMONADE, GESÜẞTER EISTEE
CHIPS, TIEFKÜHLPIZZA, INSTANTNUDELN, SNACKRIEGEL, (LIGHT)-SÜẞWAREN
CHIPS
NOODLE
ZERO
MARGARINEN, SCHMALZ, BUTTER, FETTREICHER KÄSE, GEHÄRTETE PFLANZENFETTE
FRITTIERTES: POMMES, KRAPFEN, PANIERTE SCHNITZEL

- **Gezielte Ergänzung:** Wenn Sie sich in einer Situation befinden, in der eine lebensmittelbasierte Versorgung mit Mikronährstoffen nicht gewährleistet ist, lohnt sich eine pragmatische und gezielte Ergänzung mit gut verfügbaren und bioaktiven Mikronährstoffen. Das betrifft Schwangerschaft und Stillzeit, intensive Trainings- oder Belastungsphasen oder auch ein Alter ab 50 Jahren und/oder wenn Sie sich vegetarisch oder vegan ernähren. Die Ernährung bleibt das Fundament, Supplemente können die mitochondrienfreundliche Ernährung nicht ersetzen, aber gezielt ergänzen.

80-Prozent-Mito-Regel

Um eine nachhaltige und mitochondrienfreundliche Ernährung mühelos in den Alltag zu integrieren, möchte ich Ihnen meine 80-Prozent-Regel empfehlen. Acht von zehn Mahlzeiten folgen den genannten Mito-Regeln und bestehen aus einer bunten Auswahl an Gemüse, sind reich an Ballast- und Pflanzenstoffen und enthalten hochwertige Protein- und Fettquellen. Bei den übrigen zwei Mahlzeiten dürfen Sie die Regeln ganz oder teilweise ignorieren, damit der Umgang mit Ihrer Ernährung entspannt bleibt.

Keine Verbote, aber klare Regeln

Statt sich mit Verboten unter Druck zu setzen, etablieren Sie besser Schritt für Schritt neue, gesunde Gewohnheiten. Formulieren Sie bewusst positive Ziele, zum Beispiel: „Ich wähle heute eine bunte Gemüsebeilage" oder: „Ich starte jeden Tag mit einer kleinen Veränderung". Feiern Sie Ihre Erfolge und betrachten Sie jeden Tag als neue Chance, Ihren Stoffwechsel mit kleinen, realistischen Veränderungen zu unterstützen.

ALLE MITO-MOMENTE aus diesem Kapitel wirken am besten in Kombination, weil Ernährung, Bewegung und Entspannung zwar unterschiedliche Signalwege in den Kommunikationsnetzwerken Ihres Organismus nutzen, am Ende jedoch alle dieselbe biologische Zielgröße, die Mitochondrien, adressieren.

Ernährung liefert die Rohstoffe, stabilisiert Energieerzeugung und schafft für die Mitochondrien ein zelluläres Umfeld, in dem Energie sauber und bedarfsgerecht produziert werden kann. Bewegung setzt Trainingssignale für Mitochondrienvermehrung mittels Biogenese, verbesserte Kraftwerkeffizienz und optimiert die metabolische Flexibilität. Entspannung stärkt die autonome Regulation, senkt die chronische Stresslast und stärkt dadurch Prozesse zur Regeneration von Zellen und Mitochondrien.

Genau diese Kombination macht die Mito-Momente als Kombinationswirkstoff alltagstauglich. Wiederholung und Beständigkeit helfen Ihnen dabei, dass mitochondrienfreundliche Routinen sich festigen – ganz ohne Drang nach Perfektion und mit Spaß im Alltag.

Epilog

„Wir sind wie Zwerge, die auf den Schultern von Riesen stehen. So sehen wir mehr und weiter als sie, nicht weil unsere Augen schärfer sind oder unsere Gestalt größer ist, sondern weil wir durch ihre Größe emporgehoben werden."

DIESES ZITAT, das ich zum Abschluss des Buches mit Ihnen teilen möchte, geht auf den mittelalterlichen Gelehrten Bernhard von Chartres zurück. Obwohl es über 900 Jahre alt ist, veranschaulicht es sehr treffend die Entwicklung von Medizin und Wissenschaft und es verdeutlicht außerdem, welche Chancen im Bereich Prävention und Gesundheit sich daraus für jede und jeden von uns eröffnen. Denn jeder Erkenntnisfortschritt, jede nachhaltige Innovation entsteht als Zwerg auf den Riesen-Schultern des Wissens, der Entdeckungen, Entwicklungen und Erfahrungen derer, die vor uns lebten. Der Riese steht daher für die Summe der bisherigen Erkenntnisse, der Zwerg für die *next generation,* die den

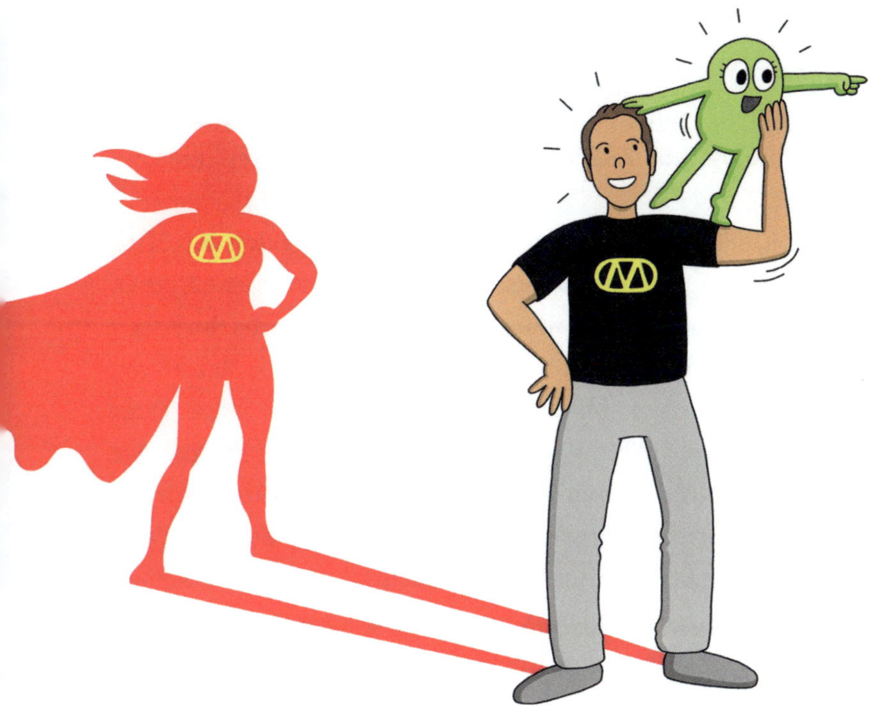

Mut und den Weitblick besitzt, darauf aufzubauen und einen neuen und deutlich weiteren Horizont in den Blick zu nehmen.

Auch unser aktuelles Verständnis von Gesundheit steht auf den Schultern eines Riesen, gewachsen aus Jahrhunderten von Beobachtungen, Hypothesen und Entdeckungen der Wissenschaft und Medizin und den gesammelten Erfahrungen in der Praxis. Es steht auf den Schultern der Molekularbiologie, die Gene entschlüsselte und Signalwege sichtbar machte. Und es steht auf den Schultern der Systembiologie, die das Ganze wieder zusammenfügte und den Organismus als Netzwerk aus Netzwerken beschreibt. Gerade diese systemische Sichtweise auf unseren Organismus könnte auch den Riesen „moderne Medizin" dabei unterstützen, den ganzen Menschen systemisch, integrativ und präventiv zu behandeln – und dabei auch die Mitochondrien als „Zwerg“ und biologische Zielgröße für Gesundheit zu adressieren.

ICH HOFFE SEHR, dass ich Ihnen mit meinem Buch den Blick nach innen und auf die faszinierenden Zusammenhänge in Ihrem eigenen Organismus öffnen konnte. Vielleicht haben Sie während der Lektüre auch eine persönliche Beziehung zu den eigenen Mitochondrien-Zwergen in jeder Ihrer Zellen aufgebaut. In Wirklichkeit sind sie keine Zwerge. Sie bilden in Ihrer Gesamtheit die Superheldin in Ihrem Körper, deren Leistungsfähigkeit Sie leistungsfähig macht. Wenn Sie also die Bedürfnisse der Mitochondrien besser verstehen und sie gezielt pflegen, können Sie an ihren Superkräften teilhaben. Dann sind Sie optimal mit Energie und Kraft für Ihren Alltag versorgt.

Die Mitochondrien – jene winzigen, einst aus einem Bakterium entstandenen Zellorganellen – stehen gerade jetzt auf den Schultern der modernen Medizin und weisen jedem von uns den Weg zu einem langen und gesunden Leben.

Tabelle zu S. 167:
Mitochondrienaktive Mikronährstoffe und sonstige Stoffe mit ihrem Vorkommen in Lebensmitteln sowie den jeweils in der EU zugelassenen Varianten und der aktuell EU-weit gültigen empfohlenen Tagesdosis (Stand Januar 2026)

RE: Retinoläquivalent; **TE:** Tocopheroläquivalent; **NE:** Niacinäquivalent, jeweils als Vergleichswerte für unterschiedliche Vitaminvarianten; ****:** Für diesen Stoff ist keine EU-Referenzmenge NRV festgelegt.

Nährstoff	Natürliches Vorkommen in Lebensmitteln	In der EU zugelassene künstliche Produkte	Tagesdosis
Vitamine			
Vitamin A	Leber, Eigelb, Milchprodukte, Karotten, Spinat, Grünkohl	Retinylacetat, Retinylpalmitat, Beta-Carotin	800 µg RE
Vitamin C	Paprika, Zitrusfrüchte, Beeren, Kohl, Kartoffeln	L-Ascorbinsäure, Natrium L-Ascorbat, Calcium-L-Ascorbat, Kalium-L-Ascorbat, L-Ascorbyl-6-Palmitat	80 mg
Vitamin D	Fettfisch, Eigelb, Pilze, Sonnenblumenkerne	Cholecalciferol D3, Ergocalciferol D2	5 µg
Vitamin E	Nüsse, Samen, Pflanzenöle, Vollkorn, Avocados	D-Alpha-Tocopherol, DL-Alpha-Tocopherol, D-Alpha-Tocopherylacetat, DL-Alpha-Tocopherylacetat, D-Alpha-Tocopherylsuccinat	12 mg α TE
Vitamin K	Grünes Blattgemüse, Kräuter, fermentierte Lebensmittel	Phyllochinon, Menaquinon (vor allem MK 7 und MK 6)	75 µg
Vitamin B1 Thiamin	Vollkorn, Hülsenfrüchte, Fleisch, Sonnenblumenkerne	Thiaminhydrochlorid, Thiaminmononitrat, Thiaminmonophosphatchlorid, Thiaminpyrophosphatchlorid	1,1 mg
Vitamin B2 Riboflavin	Milchprodukte, Eier, Mandeln, Pilze, Fleisch, Blattgemüse	Riboflavin, Riboflavin-5'-Natriumphosphat	1,4 mg

Nährstoff	Natürliches Vorkommen in Lebensmitteln	In der EU zugelassene künstliche Produkte	Tagesdosis
Vitamin B3 Niacin	Fleisch, Fisch, Erdnüsse, Vollkorn, Pilze	Nicotinsäure, Nicotinamid, Inositolhexanicotinat, Nicotinamid-Ribosid-Chlorid	16 mg NE
Vitamin B5 Pantothensäure	Eier, Fleisch, Hülsenfrüchte, Vollkorn, Pilze, Avocados	Calcium-D-Pantothenat, Natrium-D-Pantothenat, Dexpanthenol	6 mg
Vitamin B6	Fisch, Geflügel, Kartoffeln, Bananen, Vollkorn, Hülsenfrüchte	Pyridoxinhydrochlorid, Pyridoxin-5'-Phosphat, Pyridoxal-5'-Phosphat	1,4 mg
Vitamin B9 Folat	Blattgemüse, Hülsenfrüchte, Zitrusfrüchte, Vollkorn	Pteroylmonoglutaminsäure, 5-Methyltetrahydrofolat (zum Beispiel Calciumsalz)	200 µg
Vitamin B12	Fleisch, Fisch, Eier, Milchprodukte, angereicherte Lebensmittel	Cyanocobalamin, Hydroxocobalamin, Methylcobalamin, 5'-Desoxyadenosylcobalamin	2,5 µg
Vitamin B7 Biotin	Eigelb, Nüsse, Hafer, Pilze, Hülsenfrüchte	D-Biotin	50 µg
Mineralstoffe, Spurenelemente			
Calcium	Milchprodukte, Grünkohl, Brokkoli, calciumreiches Mineralwasser	Calciumcarbonat, Calciumcitrat, Calciumlactat, Calciumgluconat, Calciumphosphate	800 mg
Magnesium	Nüsse, Samen, Vollkorn, Hülsenfrüchte, Kakao, Blattgemüse	Magnesiumcitrat, Magnesiumchlorid, Magnesiumlactat, Magnesiumoxid, Magnesiumbisglycinat	375 mg
Kalium	Kartoffeln, Hülsenfrüchte, Spinat, Tomaten, Bananen	Kaliumchlorid, Kaliumcitrat, Kaliumhydrogencarbonat	2000 mg

Nährstoff	Natürliches Vorkommen in Lebensmitteln	In der EU zugelassene künstliche Produkte	Tagesdosis
Phosphor	Milchprodukte, Fleisch, Fisch, Hülsenfrüchte, Nüsse, Vollkorn	Calciumphosphate, Natriumphosphate, Kaliumphosphate	700 mg
Eisen	Fleisch, Leber, Hülsenfrüchte, Vollkorn, Kürbiskerne	Eisen(II)-Sulfat, Eisen(II)-Fumarat, Eisen(II)-Gluconat, Eisen(II)-Bisglycinat	14 mg
Zink	Fleisch, Käse, Eier, Hülsenfrüchte, Nüsse, Vollkorn	Zinkgluconat, Zinkcitrat, Zinksulfat, Zinkoxid, Zinkbisglycinat	10 mg
Kupfer	Innereien, Nüsse, Kakao, Vollkorn, Hülsenfrüchte	Kupfer(II)-Sulfat, Kupfergluconat, Kupfercitrat	1 mg
Mangan	Vollkorn, Nüsse, Tee, Hülsenfrüchte	Mangan(II)-Sulfat, Mangangluconat	2 mg
Selen	Paranüsse, Fisch, Eier, Getreide (bodenabhängig)	Natriumselenit, Natriumselenat, Selenomethionin, selenangereicherte Hefe	55 µg
Molybdän	Hülsenfrüchte, Vollkorn, Nüsse	Natriummolybdat, Ammoniummolybdat	50 µg
Chrom	Vollkorn, Brokkoli, Nüsse, Fleisch (variabel)	Chrom(III)-Chlorid, Chrom(III)-Sulfat, Chrompicolinat	40 µg
Iod	Seefisch, Meeresalgen, Milchprodukte, jodiertes Salz	Kaliumiodid, Kaliumiodat	150 µg
Sonstige Stoffe			
Trigonellin	Bockshornklee, Kaffeebohnen (Arabica)	Trigonellin	**
Coenzym Q10	Innereien, Fleisch, Fisch, Nüsse (kleine Mengen)	Ubichinon, Ubichinol	**

Nährstoff	Natürliches Vorkommen in Lebensmitteln	In der EU zugelassene künstliche Produkte	Tagesdosis
L-Carnitin	Vor allem rotes Fleisch, geringere Mengen in Milch	L-Carnitin, Acetyl-L-Carnitin, L-Carnitin-L-Tartrat	**
Alpha-Liponsäure	Spinat, Brokkoli, Tomaten, Innereien (kleine Mengen)	R-Alpha-Liponsäure, Alpha-Liponsäure (racemisch)	**
Taurin	Fisch, Meeresfrüchte, Fleisch (vor allem dunkles), geringe Mengen in Milch	Taurin	**
Kreatin	Fleisch, Fisch	Kreatin-Monohydrat, Kreatin-Citrat	**
Glutathion	Spargel, Avocados, Spinat, Brokkoli (geringe Mengen)	Reduziertes Glutathion (GSH)	**
Melatonin	Sauerkirschen, Trauben, Pistazien (geringe Mengen)	Melatonin	**

Quellen:

1. Lyons, T.W., C.T. Reinhard, and N.J. Planavsky, The rise of oxygen in Earth's early ocean and atmosphere. Nature, 2014. 506(7488): p. 307–15.
2. Roger, A.J., S.A. Munoz-Gomez, and R. Kamikawa, The Origin and Diversification of Mitochondria. Curr Biol, 2017. 27(21): p. R1177–R1192.
3. Sagan, L., On the origin of mitosing cells. J Theor Biol, 1967. 14(3): p. 255–74.
4. Zachos, K.A., et al., The interplay between mitochondria, the gut microbiome and metabolites and their therapeutic potential in primary mitochondrial disease. Front Pharmacol, 2024. 15: p. 1428242.
5. Pizzorno, J., Mitochondria-Fundamental to Life and Health. Integr Med (Encinitas), 2014. 13(2): p. 8–15.
6. Bianconi, E., et al., An estimation of the number of cells in the human body. Ann Hum Biol, 2013. 40(6): p. 463–71.
7. Alberts, B.H., R.; Johnson, A.; Morgan, D.; Raff, M., Molecular Biology of the Cell. 7th Edition ed. 2022: Norton & Company.
8. Yvert, G., ‚Particle genetics': treating every cell as unique. Trends Genet, 2014. 30(2): p. 49–56.
9. Sender, R., S. Fuchs, and R. Milo, Revised Estimates for the Number of Human and Bacteria Cells in the Body. PLoS Biol, 2016. 14(8): p. e1002533.
10. Cogliati, S., J.A. Enriquez, and L. Scorrano, Mitochondrial Cristae: Where Beauty Meets Functionality. Trends Biochem Sci, 2016. 41(3): p. 261–273.
11. Davies, K.M., et al., Macromolecular organization of ATP synthase and complex I in whole mitochondria. Proc Natl Acad Sci U S A, 2011. 108(34): p. 14121–6.
12. Cogliati, S., et al., Mitochondrial cristae shape determines respiratory chain supercomplexes assembly and respiratory efficiency. Cell, 2013. 155(1): p. 160–71.
13. Spinelli, J.B. and M.C. Haigis, The multifaceted contributions of mitochondria to cellular metabolism. Nat Cell Biol, 2018. 20(7): p. 745–754.
14. Guo, R., et al., Structure and mechanism of mitochondrial electron transport chain. Biomed J, 2018. 41(1): p. 9–20.
15. Boyer, P.D., The ATP synthase--a splendid molecular machine. Annu Rev Biochem, 1997. 66: p. 717–49.
16. Walker, J.E., The ATP synthase: the understood, the uncertain and the unknown. Biochem Soc Trans, 2013. 41(1): p. 1–16.
17. Rolfe, D.F. and G.C. Brown, Cellular energy utilization and molecular origin of standard metabolic rate in mammals. Physiol Rev, 1997. 77(3): p. 731–58.
18. Nolfi-Donegan, D., A. Braganza, and S. Shiva, Mitochondrial electron transport chain: Oxidative phosphorylation, oxidant production, and methods of measurement. Redox Biol, 2020. 37: p. 101674.
19. Chretien, D., et al., Mitochondria are physiologically maintained at close to 50 degrees C. PLoS Biol, 2018. 16(1): p. e2003992.
20. Chouchani, E.T., L. Kazak, and B.M. Spiegelman, New Advances in Adaptive Thermogenesis: UCP1 and Beyond. Cell Metab, 2019. 29(1): p. 27–37.
21. Stress, N.R.C.U.S.o.E., Effect of Environment on Nutrient Requirements of Domestic Animals, in Effect of Environment on Nutrient Requirements of Domestic Animals. 1981: Washington (DC).
22. Merry, T.L. and M. Ristow, Mitohormesis in exercise training. Free Radic Biol Med, 2016. 98: p. 123–130.
23. Ristow, M., Unraveling the truth about antioxidants: mitohormesis explains ROS-induced health benefits. Nat Med, 2014. 20(7): p. 709–11.

24. Ristow, M. and K. Schmeisser, Mitohormesis: Promoting Health and Lifespan by Increased Levels of Reactive Oxygen Species (ROS). Dose Response, 2014. 12(2): p. 288–341.
25. Ristow, M. and K. Zarse, How increased oxidative stress promotes longevity and metabolic health: The concept of mitochondrial hormesis (mitohormesis). Exp Gerontol, 2010. 45(6): p. 410–8.
26. Sies, H. and D.P. Jones, Reactive oxygen species (ROS) as pleiotropic physiological signalling agents. Nat Rev Mol Cell Biol, 2020. 21(7): p. 363–383.
27. Reynier, P., et al., Mitochondrial DNA content affects the fertilizability of human oocytes. Mol Hum Reprod, 2001. 7(5): p. 425–9.
28. Popov, L.D., Mitochondrial biogenesis: An update. J Cell Mol Med, 2020. 24(9): p. 4892–4899.
29. Hood, D.A., et al., Assembly of the cellular powerhouse: current issues in muscle mitochondrial biogenesis. Exerc Sport Sci Rev, 2000. 28(2): p. 68–73.
30. Jaspers, R.T., et al., Exercise, fasting, and mimetics: toward beneficial combinations? FASEB J, 2017. 31(1): p. 14–28.
31. Adebayo, M., et al., Mitochondrial fusion and fission: The fine-tune balance for cellular homeostasis. FASEB J, 2021. 35(6): p. e21620.
32. Ferree, A. and O. Shirihai, Mitochondrial dynamics: the intersection of form and function. Adv Exp Med Biol, 2012. 748: p. 13–40.
33. Lewis, M.R. and W.H. Lewis, Mitochondria in Tissue Culture. Science, 1914. 39(1000): p. 330–3.
34. Held, N.M. and R.H. Houtkooper, Mitochondrial quality control pathways as determinants of metabolic health. Bioessays, 2015. 37(8): p. 867–76.
35. Liu, X., et al., Mitochondrial ‚kiss-and-run': interplay between mitochondrial motility and fusion-fission dynamics. EMBO J, 2009. 28(20): p. 3074–89.
36. Onishi, M., et al., Molecular mechanisms and physiological functions of mitophagy. EMBO J, 2021. 40(3): p. e104705.
37. Pickrell, A.M. and R.J. Youle, The roles of PINK1, parkin, and mitochondrial fidelity in Parkinson's disease. Neuron, 2015. 85(2): p. 257–73.
38. Liu, H., et al., Energy metabolism in health and diseases. Signal Transduct Target Ther, 2025. 10(1): p. 69.
39. Kraemer, W.J., et al., Growth Hormone(s), Testosterone, Insulin-Like Growth Factors, and Cortisol: Roles and Integration for Cellular Development and Growth With Exercise. Front Endocrinol (Lausanne), 2020. 11: p. 33.
40. Mullur, R., Y.Y. Liu, and G.A. Brent, Thyroid hormone regulation of metabolism. Physiol Rev, 2014. 94(2): p. 355–82.
41. Boyer, J. and R.H. Liu, Apple phytochemicals and their health benefits. Nutr J, 2004. 3: p. 5.
42. Mansuy-Aubert, V. and Y. Ravussin, Short chain fatty acids: the messengers from down below. Front Neurosci, 2023. 17: p. 1197759.
43. Maqsood, S., et al., Fruit-Based Diet and Gut Health: A Review. Food Sci Nutr, 2025. 13(5): p. e70159.
44. Cannon, W.B., The Wisdom of the Body. 1932. 346.
45. Picard, M. and C. Sandi, The social nature of mitochondria: Implications for human health. Neurosci Biobehav Rev, 2021. 120: p. 595–610.
46. Chandel, N.S., Mitochondria as signaling organelles. BMC Biol, 2014. 12: p. 34.
47. Whelan, S.P. and B.S. Zuckerbraun, Mitochondrial signaling: forwards, backwards, and in between. Oxid Med Cell Longev, 2013. 2013: p. 351613.
48. Casanova, A., et al., Mitochondria: It is all about energy. Front Physiol, 2023. 14: p. 1114231.

49. Picard, M. and O.S. Shirihai, Mitochondrial signal transduction. Cell Metab, 2022. 34(11): p. 1620–1653.
50. Meichsner, A., V. Bader, and K.F. Winklhofer, Mitochondria as sources and targets of cellular signaling. Mol Cell, 2026. 86(3): p. 503–521.
51. Han, B., et al., ,Inside Out'- a dialogue between mitochondria and bacteria. FEBS J, 2019. 286(4): p. 630–641.
52. Su, J., et al., Cell-cell communication: new insights and clinical implications. Signal Transduct Target Ther, 2024. 9(1): p. 196.
53. Wu, S., et al., Extracellular vesicles meet mitochondria: Potential roles in regenerative medicine. Pharmacol Res, 2024. 206: p. 107307.
54. Faas, M.M. and P. de Vos, Mitochondrial function in immune cells in health and disease. Biochim Biophys Acta Mol Basis Dis, 2020. 1866(10): p. 165845.
55. Fukasawa, N., et al., The gut-organ axis: Clinical aspects and immune mechanisms. Allergol Int, 2025. 74(2): p. 197–209.
56. Herrlich, A., E. Kefaloyianni, and S. Rose-John, Mechanisms of interorgan crosstalk in health and disease. FEBS Lett, 2022. 596(5): p. 529–533.
57. Castillo-Armengol, J., L. Fajas, and I.C. Lopez-Mejia, Inter-organ communication: a gatekeeper for metabolic health. EMBO Rep, 2019. 20(9): p. e47903.
58. Pedersen, L. and P. Hojman, Muscle-to-organ cross talk mediated by myokines. Adipocyte, 2012. 1(3): p. 164–167.
59. Severinsen, M.C.K. and B.K. Pedersen, Muscle-Organ Crosstalk: The Emerging Roles of Myokines. Endocr Rev, 2020. 41(4): p. 594–609.
60. Ma, L., H.B. Wang, and K. Hashimoto, The vagus nerve: An old but new player in brain-body communication. Brain Behav Immun, 2025. 124: p. 28–39.
61. Margolis, K.G., J.F. Cryan, and E.A. Mayer, The Microbiota-Gut-Brain Axis: From Motility to Mood. Gastroenterology, 2021. 160(5): p. 1486–1501.
62. Mayer, E.A., K. Nance, and S. Chen, The Gut-Brain Axis. Annu Rev Med, 2022. 73: p. 439–453.
63. Karatsoreos, I.N. and B.S. McEwen, Annual Research Review: The neurobiology and physiology of resilience and adaptation across the life course. J Child Psychol Psychiatry, 2013. 54(4): p. 337–47.
64. Smith, R.L., et al., Metabolic Flexibility as an Adaptation to Energy Resources and Requirements in Health and Disease. Endocr Rev, 2018. 39(4): p. 489–517.
65. Eisner, V., M. Picard, and G. Hajnoczky, Mitochondrial dynamics in adaptive and maladaptive cellular stress responses. Nat Cell Biol, 2018. 20(7): p. 755–765.
66. Negroiu, C.E., et al., Beyond the Cold: Activating Brown Adipose Tissue as an Approach to Combat Obesity. J Clin Med, 2024. 13(7).
67. Gan, Z., et al., Skeletal muscle mitochondrial remodeling in exercise and diseases. Cell Res, 2018. 28(10): p. 969–980.
68. Ivanov, P.C., The New Field of Network Physiology: Building the Human Physiolome. Front Netw Physiol, 2021. 1: p. 711778.
69. Zong, Y., et al., Mitochondrial dysfunction: mechanisms and advances in therapy. Signal Transduct Target Ther, 2024. 9(1): p. 124.
70. Sun, Z., et al., Crosstalk between Dysfunctional Mitochondria and Proinflammatory Responses during Viral Infections. Int J Mol Sci, 2024. 25(17).
71. Madsen, H.B., et al., Mitochondrial dysfunction in acute and post-acute phases of COVID-19 and risk of non-communicable diseases. NPJ Metab Health Dis, 2024. 2(1): p. 36.
72. Molnar, T., et al., Mitochondrial dysfunction in long COVID: mechanisms, consequences, and potential therapeutic approaches. Geroscience, 2024. 46(5): p. 5267–5286.

73. Lin, Y.T., et al., MitoTox: a comprehensive mitochondrial toxicity database. BMC Bioinformatics, 2021. 22(Suppl 10): p. 369.
74. Hoogstraten, C.A., et al., Time to Change: A Systems Pharmacology Approach to Disentangle Mechanisms of Drug-Induced Mitochondrial Toxicity. Pharmacol Rev, 2023. 75(3): p. 463–486.
75. Qu, H., et al., Effects of Coenzyme Q10 on Statin-Induced Myopathy: An Updated Meta-Analysis of Randomized Controlled Trials. J Am Heart Assoc, 2018. 7(19): p. e009835.
76. Arzuk, E., M. Tokdemir, and H. Orhan, Mitochondrial versus microsomal bioactivation of paracetamol by human liver and kidney tissues. Toxicol Lett, 2022. 363: p. 36–44.
77. Berger, M.M., et al., ESPEN practical short micronutrient guideline. Clin Nutr, 2024. 43(3): p. 825–857.
78. Berger, M.M., et al., ESPEN micronutrient guideline. Clin Nutr, 2022. 41(6): p. 1357–1424.
79. Wesselink, E., et al., Feeding mitochondria: Potential role of nutritional components to improve critical illness convalescence. Clin Nutr, 2019. 38(3): p. 982–995.
80. Dicken, S.J., R.L. Batterham, and A. Brown, Micronutrients or processing? An analysis of food and drink items from the UK National Diet and Nutrition Survey based on micronutrient content, the Nova classification and front-of-package traffic light labelling. Br J Nutr, 2025. 133(3): p. 1–18.
81. Biesalski, H.K., and J. Tinz, Micronutrients in the life cycle: Requirements and sufficient supply. NFS Journal, 2018. 11: p. 1–11.
82. Hernandez-Aguilera, A., et al., Mitochondrial dysfunction: a basic mechanism in inflammation-related non-communicable diseases and therapeutic opportunities. Mediators Inflamm, 2013. 2013: p. 135698.
83. Franssen, W.M.A., et al., Sedentary behaviour and cardiometabolic health: Integrating the potential underlying molecular health aspects. Metabolism, 2025. 170: p. 156320.
84. Diniz, M.S. et al., The Bitter Side of Sugar Consumption: A Mitochondrial Perspective on Diabetes Development. diabetology, 2022. 3: p. 583–595.
85. Sullivan, E.M., et al., Mechanisms by Which Dietary Fatty Acids Regulate Mitochondrial Structure-Function in Health and Disease. Adv Nutr, 2018. 9(3): p. 247–262.
86. San-Millan, I.M. et al., Metabolic and Cellular Differences Between Sedentary and Active Individuals at Rest and During Exercise. bioRxiv, 2024.
87. What is health? The ability to adapt. Lancet, 2009. 373(9666): p. 781.
88. Picard, M., et al., An energetic view of stress: Focus on mitochondria. Front Neuroendocrinol, 2018. 49: p. 72–85.
89. Ramsay, D.S. and S.C. Woods, Clarifying the roles of homeostasis and allostasis in physiological regulation. Psychol Rev, 2014. 121(2): p. 225–47.
90. Bobba-Alves, N., R.P. Juster, and M. Picard, The energetic cost of allostasis and allostatic load. Psychoneuroendocrinology, 2022. 146: p. 105951.
91. Lu, S., F. Wei, and G. Li, The evolution of the concept of stress and the framework of the stress system. Cell Stress, 2021. 5(6): p. 76–85.
92. Picard, M. and B.S. McEwen, Psychological Stress and Mitochondria: A Systematic Review. Psychosom Med, 2018. 80(2): p. 141–153.
93. Diaz-Vegas, A., et al., Is Mitochondrial Dysfunction a Common Root of Noncommunicable Chronic Diseases? Endocr Rev, 2020. 41(3): p. bnaa005.
94. Prasun, P., Mitochondrial dysfunction in metabolic syndrome. Biochim Biophys Acta Mol Basis Dis, 2020. 1866(10): p. 165838.

95. Zhao, Y., et al., Mitochondrial Dysfunction in Metabolic Dysfunction Fatty Liver Disease (MAFLD). Int J Mol Sci, 2023. 24(24): p. 17514.
96. Kounatidis, D., et al., NAFLD in the 21st Century: Current Knowledge Regarding Its Pathogenesis, Diagnosis and Therapeutics. Biomedicines, 2024. 12(4): p. 826.
97. Liu, Y., et al., Restoring metabolic flexibility: targeting organelle interaction networks in the pathogenesis and therapy of MASLD. Front Cell Dev Biol, 2025. 13: p. 1718799.
98. Marino, F., et al., From Obesity to Mitochondrial Dysfunction in Peripheral Tissues and in the Central Nervous System. Biomolecules, 2025. 15(5): p. 638.
99. Tamashiro, K.L., et al., Chronic stress, metabolism, and metabolic syndrome. Stress, 2011. 14(5): p. 468–74.
100. Kanagasabai, T., et al., The Association Between Metabolic Syndrome and Serum Concentrations of Micronutrients, Inflammation, and Oxidative Stress Outside of the Clinical Reference Ranges: A Cross-Sectional Study. Metab Syndr Relat Disord, 2019. 17(1): p. 29–36.
101. LaValle, J.B., Hidden disruptions in metabolic syndrome: drug-induced nutrient depletion as a pathway to accelerated pathophysiology of metabolic syndrome. Altern Ther Health Med, 2006. 12(2): p. 26–31; quiz 32–3.
102. Wofford, M.R., D.S. King, and T.K. Harrell, Drug-induced metabolic syndrome. J Clin Hypertens (Greenwich), 2006. 8(2): p. 114–9.
103. Perakakis, N., et al., Mechanisms and clinical relevance of the bidirectional relationship of viral infections with metabolic diseases. Lancet Diabetes Endocrinol, 2023. 11(9): p. 675–693.
104. Sager, G., et al., Spatial and morphological organization of mitochondria in neurons across a connectome. Science, 2025: p. eads6674.
105. Swerdlow, R.H., J.M. Burns, and S.M. Khan, The Alzheimer's disease mitochondrial cascade hypothesis: progress and perspectives. Biochim Biophys Acta, 2014. 1842(8): p. 1219–31.
106. Ahmad, F. and P. Sachdeva, Critical appraisal on mitochondrial dysfunction in Alzheimer's disease. Aging Med (Milton), 2022. 5(4): p. 272–280.
107. Granzotto, A. and S.L. Sensi, Once upon a time, the Amyloid Cascade Hypothesis. Ageing Res Rev, 2024. 93: p. 102161.
108. Carvalho, C. and P.I. Moreira, Metabolic defects shared by Alzheimer's disease and diabetes: A focus on mitochondria. Curr Opin Neurobiol, 2023. 79: p. 102694.
109. D'Alessandro, M.C.B., et al., Mitochondrial dysfunction in Alzheimer's disease. Ageing Res Rev, 2025. 107: p. 102713.
110. Tamagno, E., et al., Oxidative Stress and Beta Amyloid in Alzheimer's Disease. Which Comes First: The Chicken or the Egg? Antioxidants (Basel), 2021. 10(9): p. 1479.
111. Jiang, T., et al., Infectious viruses and neurodegenerative diseases: The mitochondrial defect hypothesis. Rev Med Virol, 2024. 34(4): p. e2565.
112. Trumpff, C., et al., Psychosocial experiences are associated with human brain mitochondrial biology. Proc Natl Acad Sci U S A, 2024. 121(27): p. e2317673121.
113. Ahmed, A., et al., The role of vitamins in dementia prevention and cognitive health: A comprehensive review. J Alzheimers Dis, 2025. 108(2): p. 443–460.
114. Will, Y., J.E. Shields, and K.B. Wallace, Drug-Induced Mitochondrial Toxicity in the Geriatric Population: Challenges and Future Directions. Biology (Basel), 2019. 8(2): p. 32.

115. Diniz, D.G., et al., The Hidden Dangers of Sedentary Living: Insights into Molecular, Cellular, and Systemic Mechanisms. Int J Mol Sci, 2024. 25(19): p. 10757.
116. Sato, R., et al., Biological basis and treatment of frailty and sarcopenia. Cardiovasc Res, 2024. 120(9): p. 982–998.
117. Ferri, E., et al., Role of Age-Related Mitochondrial Dysfunction in Sarcopenia. Int J Mol Sci, 2020. 21(15): p. 5236.
118. Kamarulzaman, N.T. and S. Makpol, The link between Mitochondria and Sarcopenia. J Physiol Biochem, 2025. 81(1): p. 1–20.
119. Scisciola, L., et al., Sarcopenia and Cognitive Function: Role of Myokines in Muscle Brain Cross-Talk. Life (Basel), 2021. 11(2): p. 173.
120. Lopez-Otin, C., et al., The hallmarks of aging. Cell, 2013. 153(6): p. 1194–217.
121. Lopez-Otin, C., et al., Hallmarks of aging: An expanding universe. Cell, 2023. 186(2): p. 243–278.
122. Lee-Glover, L.P., M. Picard, and T.E. Shutt, Mitochondria – the CEO of the cell. J Cell Sci, 2025. 138(9): p. jcs263403.
123. Somasundaram, I., et al., Mitochondrial dysfunction and its association with age-related disorders. Front Physiol, 2024. 15: p. 1384966.
124. Kelly, C., et al., A platform to map the mind-mitochondria connection and the hallmarks of psychobiology: the MiSBIE study. Trends Endocrinol Metab, 2024. 35(10): p. 884–901.
125. Ware, J.E., Jr. and C.D. Sherbourne, The MOS 36-item short-form health survey (SF-36). I. Conceptual framework and item selection. Med Care, 1992. 30(6): p. 473–83.
126. Smets, E.M., et al., The Multidimensional Fatigue Inventory (MFI) psychometric qualities of an instrument to assess fatigue. J Psychosom Res, 1995. 39(3): p. 315–25.
127. Kellmann, M., Preventing overtraining in athletes in high-intensity sports and stress/recovery monitoring. Scand J Med Sci Sports, 2010. 20 Suppl 2: p. 95–102.
128. Buysse, D.J., et al., The Pittsburgh Sleep Quality Index: a new instrument for psychiatric practice and research. Psychiatry Res, 1989. 28(2): p. 193–213.
129. Connor, K.M. and J.R. Davidson, Development of a new resilience scale: the Connor-Davidson Resilience Scale (CD-RISC). Depress Anxiety, 2003. 18(2): p. 76–82.
130. Shaffer, F. and J.P. Ginsberg, An Overview of Heart Rate Variability Metrics and Norms. Front Public Health, 2017. 5: p. 258.
131. Kim, H.G., et al., Stress and Heart Rate Variability: A Meta-Analysis and Review of the Literature. Psychiatry Investig, 2018. 15(3): p. 235–245.
132. Sturmberg, J.P., et al., The trajectory of life. Decreasing physiological network complexity through changing fractal patterns. Front Physiol, 2015. 6: p. 169.
133. Barbosa-Silva, M.C. and A.J. Barros, Bioelectrical impedance analysis in clinical practice: a new perspective on its use beyond body composition equations. Curr Opin Clin Nutr Metab Care, 2005. 8(3): p. 311–7.
134. Rosa, G.B., H.C. Lukaski, and L.B. Sardinha, The science of bioelectrical impedance-derived phase angle: insights from body composition in youth. Rev Endocr Metab Disord, 2025. 26(4): p. 603–624.
135. da Silva, B.R., et al., Exploring the potential role of phase angle as a marker of oxidative stress: A narrative review. Nutrition, 2022. 93: p. 111493.
136. da Silva, B.R., et al., Phase angle and cellular health: inflammation and oxidative damage. Rev Endocr Metab Disord, 2023. 24(3): p. 543–562.

137. Unterberger, S., et al., Association of Bioelectrical Impedance Phase Angle with Physical Performance and Nutrient Intake of Older Adults. Nutrients, 2023. 15(6): p. 1458.
138. Strasser, B. and M. Burtscher, Survival of the fittest: VO(2)max, a key predictor of longevity? Front Biosci (Landmark Ed), 2018. 23(8): p. 1505–1516.
139. biovis, Mitochondriale Diagnostik; Neue Möglichkeiten in der Beurteilung mitochondrialer Dysfunktionen. 2024, biovis.de.
140. Kuklinski, B., Mitochondrien; Symptome, Diagnose und Therapie. 2024.
141. Braganza, A., G.K. Annarapu, and S. Shiva, Blood-based bioenergetics: An emerging translational and clinical tool. Mol Aspects Med, 2020. 71: p. 100835.
142. Chacko, B.K., et al., The Bioenergetic Health Index is a sensitive measure of oxidative stress in human monocytes. Redox Biol, 2016. 8: p. 43–50.
143. Kuklinski, B., Praxisrelevanz des nitrosativen Stresses; Teil 1: Diagnostik und Therapie neurologischer Erkrankungen. International Journal of Orthomolecular and related Medicine, 2008. 124: p. 2–19.
144. Kuklinski, B., Praxisrelevanz des nitrosativen Stresses; Teil 2: Therapie internistischer Erkrankungen. International Journal of Orthomolecular and related Medicine, 2008. 125: p. 2–18.
145. biovis, Der diagnostische Wert organischer Säuren, biovis.de, Editor. 2017.
146. Caicedo, A. and K.K. Singh, Mitochondria makeover: unlocking the path to healthy longevity. Expert Opin Ther Targets, 2024. 28(6): p. 477–480.
147. Kyriazis, I.D., et al., The impact of diet upon mitochondrial physiology (Review). Int J Mol Med, 2022. 50(5): p. 135.
148. Rodop, B.B., Erbas, O., Mitochondrial dysfunction in aging and disease: The role of nutrition. Journal of Experimental and Basic Medical Sciences, 2023. 9(1): p. 43–55.
149. Ang, J.C., et al., Perspectives on whole body and tissue-specific metabolic flexibility and implications in cardiometabolic diseases. Cell Rep Med, 2025. 6(9): p. 102354.
150. Borja-Magno, A.I., et al., Supplementation with EPA and DHA omega-3 fatty acids improves peripheral immune cell mitochondrial dysfunction and inflammation in subjects with obesity. J Nutr Biochem, 2023. 120: p. 109415.
151. Herbst, E.A., et al., Omega-3 supplementation alters mitochondrial membrane composition and respiration kinetics in human skeletal muscle. J Physiol, 2014. 592(6): p. 1341–52.
152. Virmani, M.A. and M. Cirulli, The Role of l-Carnitine in Mitochondria, Prevention of Metabolic Inflexibility and Disease Initiation. Int J Mol Sci, 2022. 23(5): p. 2717.
153. Killilea, D.W. and A.N. Killilea, Mineral requirements for mitochondrial function: A connection to redox balance and cellular differentiation. Free Radic Biol Med, 2022. 182: p. 182–191.
154. Palmieri, F., et al., Mitochondrial transport and metabolism of the vitamin B-derived cofactors thiamine pyrophosphate, coenzyme A, FAD and NAD(+), and related diseases: A review. IUBMB Life, 2022. 74(7): p. 592–617.
155. Matta Reddy, A., et al., Pivotal role of vitamin D in mitochondrial health, cardiac function, and human reproduction. EXCLI J, 2022. 21: p. 967–990.
156. Song, P., et al., Vitamin A regulates mitochondrial biogenesis and function through p38 MAPK-PGC-1alpha signaling pathway and alters the muscle fiber composition of sheep. J Anim Sci Biotechnol, 2024. 15(1): p. 18.
157. Tang, H., et al., Vitamin K2 Modulates Mitochondrial Dysfunction Induced by 6-Hydroxydopamine in SH-SY5Y Cells via Mitochondrial Quality-Control Loop. Nutrients, 2022. 14(7): p. 3540.

158. Hidalgo-Gutierrez, A., et al., Metabolic Targets of Coenzyme Q10 in Mitochondria. Antioxidants (Basel), 2021. 10(4): p. 520.
159. Hernandez-Camacho, J.D., et al., Coenzyme Q(10) Supplementation in Aging and Disease. Front Physiol, 2018. 9: p. 44.
160. Pilchova, I., et al., The Involvement of Mg(2+) in Regulation of Cellular and Mitochondrial Functions. Oxid Med Cell Longev, 2017. 2017: p. 6797460.
161. Ward, D.M. and S.M. Cloonan, Mitochondrial Iron in Human Health and Disease. Annu Rev Physiol, 2019. 81: p. 453–482.
162. Ruiz, L.M., A. Libedinsky, and A.A. Elorza, Role of Copper on Mitochondrial Function and Metabolism. Front Mol Biosci, 2021. 8: p. 711227.
163. Makinde, E., et al., Mitochondrial Modulators: The Defender. Biomolecules, 2023. 13(2): p. 226.
164. Tufail, T., et al., Role of Phytonutrients in the Prevention and Treatment of Chronic Diseases: A Concrete Review. ACS Omega, 2025. 10(13): p. 12724–12755.
165. Perrone, P. and S. D'Angelo, Hormesis and health: molecular mechanisms and the key role of polyphenols. Food Chemistry Advances, 2025. 7: p. 1–15.
166. Wang, Y. and Z. Wang, Dietary hormesis: beyond nutrition and energy supply. NPJ Sci Food, 2025. 9(1): p. 144.
167. Su, Z., et al., Phytochemicals: Targeting Mitophagy to Treat Metabolic Disorders. Front Cell Dev Biol, 2021. 9: p. 686820.
168. de Oliveira, M.R., Mitochondrial Physiology and Vegetal Molecules – Therapeutic Potential of Natural Compounds on Mitochondrial Health. 2021. 762: p. 762.
169. Barth, S.W. and T. Efferth, Network pharmacology to elucidate the role of phytotherapy in neurocognitive disorders. Phytomedicine, 2025. 148: p. 157031.
170. Vaou, N., et al., Interactions between Medical Plant-Derived Bioactive Compounds: Focus on Antimicrobial Combination Effects. Antibiotics (Basel), 2022. 11(8): p. 1014.
171. Naveed, M., et. al., The Life History of Pyrroloquinoline Quinone (PQQ): A Versatile Molecule with Novel Impacts on Living Systems. International Journal of Molecular Biology, 2016. 1(1): p. 1–20.
172. Rucker, R., W. Chowanadisai, and M. Nakano, Potential physiological importance of pyrroloquinoline quinone. Altern Med Rev, 2009. 14(3): p. 268–77.
173. Jonscher, K.R., W. Chowanadisai, and R.B. Rucker, Pyrroloquinoline-Quinone Is More Than an Antioxidant: A Vitamin-like Accessory Factor Important in Health and Disease Prevention. Biomolecules, 2021. 11(10): p. 1441.
174. Yan, T., et al., Pyrroloquinoline Quinone (PQQ): Its impact on human health and potential benefits: PQQ: Human health impacts and benefits. Curr Res Food Sci, 2024. 9: p. 100889.
175. Kumazawa, T., et al., Levels of pyrroloquinoline quinone in various foods. Biochem J, 1995. 307 (Pt 2): p. 331–3.
176. Ribeiro, M., et al., Urolithin as a Metabolite of Ellagitannins and Ellagic Acid from Fruits and Nuts Produced by the Gut Microbiota: Its Role on Non-Communicable Diseases. Curr Nutr Rep, 2025. 14(1): p. 55.
177. Gonzalez-Sarrias, A., et al., Clustering according to urolithin metabotype explains the interindividual variability in the improvement of cardiovascular risk biomarkers in overweight-obese individuals consuming pomegranate: A randomized clinical trial. Mol Nutr Food Res, 2017. 61(5).
178. Peterson, C.T., Gut Microbiota-Mediated Biotransformation of Medicinal Herb-Derived Natural Products: A Narrative Review of New Frontiers in Drug Discovery. Multidisciplinary Scientific Journal, 2024. 7: p. 351–372.

179. Garcia-Villalba, R., et al., Urolithins: a Comprehensive Update on their Metabolism, Bioactivity, and Associated Gut Microbiota. Mol Nutr Food Res, 2022. 66(21): p. e2101019.
180. Alfei, S., B. Marengo, and G. Zuccari, Oxidative Stress, Antioxidant Capabilities, and Bioavailability: Ellagic Acid or Urolithins? Antioxidants (Basel), 2020. 9(8): p. 707.
181. Toth-Meszaros, A., et al., The effect of adaptogenic plants on stress: A systematic review and meta-analysis. Journal of Functional Foods, 2023. 108: p. 1–13.
182. Tinsley, G.M., et al., Rhodiola rosea as an adaptogen to enhance exercise performance: a review of the literature. Br J Nutr, 2024. 131(3): p. 461–473.
183. Ivanova Stojcheva, E. and J.C. Quintela, The Effectiveness of Rhodiola rosea L. Preparations in Alleviating Various Aspects of Life-Stress Symptoms and Stress-Induced Conditions-Encouraging Clinical Evidence. Molecules, 2022. 27(12): p. 3902.
184. Wang, X., et al., The effect of Rhodiola rosea supplementation on endurance performance and related biomarkers: a systematic review and meta-analysis. Front Nutr, 2025. 12: p. 1645346.
185. Pollicino, F., et al., Mediterranean diet and mitochondria: New findings. Exp Gerontol, 2023. 176: p. 112165.
186. Morgan, K.H., et al., Associations of the MIND Diet with Human Health Outcomes: A Scoping Review. Nutrients, 2025. 17(16): p. 2687.
187. Morris, M.C., et al., MIND diet slows cognitive decline with aging. Alzheimers Dement, 2015. 11(9): p. 1015–22.
188. Kaliszewska, A., et al., Improving Age-Related Cognitive Decline through Dietary Interventions Targeting Mitochondrial Dysfunction. Int J Mol Sci, 2021. 22(7).
189. Mehrabani, S., et al., The effect of fasting or calorie restriction on mitophagy induction: a literature review. J Cachexia Sarcopenia Muscle, 2020. 11(6): p. 1447–1458.
190. Diab, R., et al., Intermittent Fasting Regulates Metabolic Homeostasis and Improves Cardiovascular Health. Cell Biochem Biophys, 2024. 82(3): p. 1583–1597.
191. Tucker, J.A.L., et al., The Effect of the Menstrual Cycle on Energy Intake: A Systematic Review and Meta-analysis. Nutr Rev, 2025. 83(3): p. e866–e876.
192. Weibel, E.R., C.R. Taylor, and H. Hoppeler, The concept of symmorphosis: a testable hypothesis of structure-function relationship. Proc Natl Acad Sci U S A, 1991. 88(22): p. 10357–61.
193. Sorriento, D., E. Di Vaia, and G. Iaccarino, Physical Exercise: A Novel Tool to Protect Mitochondrial Health. Front Physiol, 2021. 12: p. 660068.
194. Jager, S., et al., AMP-activated protein kinase (AMPK) action in skeletal muscle via direct phosphorylation of PGC-1alpha. Proc Natl Acad Sci U S A, 2007. 104(29): p. 12017–22.
195. Granata, C., N.A. Jamnick, and D.J. Bishop, Principles of Exercise Prescription, and How They Influence Exercise-Induced Changes of Transcription Factors and Other Regulators of Mitochondrial Biogenesis. Sports Med, 2018. 48(7): p. 1541–1559.
196. Kanaley, J.A., et al., Exercise/Physical Activity in Individuals with Type 2 Diabetes: A Consensus Statement from the American College of Sports Medicine. Med Sci Sports Exerc, 2022. 54(2): p. 353–368.
197. Pedersen, B.K., From the discovery of myokines to exercise as medicine. Dan Med J, 2023. 70(9): p. A12220766.

198. WHO, WHO Guidelines on Physical Activity and Sedentary Behaviour. 2020, World Health Organization (WHO).
199. Allison, M.K., et al., Brief Intense Stair Climbing Improves Cardiorespiratory Fitness. Med Sci Sports Exerc, 2017. 49(2): p. 298–307.
200. Rodriguez, M.A., et al., Effect of exercise snacks on fitness and cardiometabolic health in physically inactive individuals: systematic review and meta-analysis. Br J Sports Med, 2026. 60(2): p. 133–141.
201. Hamaya, R., et al., Association between frequency of meeting daily step thresholds and all-cause mortality and cardiovascular disease in older women. Br J Sports Med, 2025. 59(24): bjsports-2025-110311.
202. Ding, D., et al., Daily steps and health outcomes in adults: a systematic review and dose-response meta-analysis. Lancet Public Health, 2025. 10(8): p. e668–e681.
203. Molmen, K.S., N.W. Almquist, and O. Skattebo, Effects of Exercise Training on Mitochondrial and Capillary Growth in Human Skeletal Muscle: A Systematic Review and Meta-Regression. Sports Med, 2025. 55(1): p. 115–144.
204. Zaccardi, F., et al., Interplay between physical activity volume and intensity with modeled life expectancy in women and men: A prospective cohort analysis. J Sport Health Sci, 2025. 14: p. 100970.
205. Little, J.P., et al., An acute bout of high-intensity interval training increases the nuclear abundance of PGC-1alpha and activates mitochondrial biogenesis in human skeletal muscle. Am J Physiol Regul Integr Comp Physiol, 2011. 300(6): p. R1303–10.
206. Torma, F., et al., High intensity interval training and molecular adaptive response of skeletal muscle. Sports Med Health Sci, 2019. 1(1): p. 24–32.
207. Perry, C.G., et al., High-intensity aerobic interval training increases fat and carbohydrate metabolic capacities in human skeletal muscle. Appl Physiol Nutr Metab, 2008. 33(6): p. 1112–23.
208. Al-Rawaf, H.A., et al., High-Intensity Interval Training Improves Glycemic Control, Cellular Apoptosis, and Oxidative Stress of Type 2 Diabetic Patients. Medicina (Kaunas), 2023. 59(7): p. 1320.
209. Ruegsegger, G.N., et al., High-intensity aerobic, but not resistance or combined, exercise training improves both cardiometabolic health and skeletal muscle mitochondrial dynamics. J Appl Physiol (1985), 2023. 135(4): p. 763–774.
210. Flockhart, M., et al., Excessive exercise training causes mitochondrial functional impairment and decreases glucose tolerance in healthy volunteers. Cell Metab, 2021. 33(5): p. 957–970 e6.
211. Behringer, M.H., C.; Franz, A., Anabolic signals and muscle hypertrophy – Significance for strength training in sports medicine. Sports Orthop. Traumatol., 2025. 41: p. 9–18.
212. Botella, J., et al., Increased mitochondrial surface area and cristae density in the skeletal muscle of strength athletes. J Physiol, 2023. 601(14): p. 2899–2915.
213. Novelli, G., et al., ‚Exerkines': A Comprehensive Term for the Factors Produced in Response to Exercise. Biomedicines, 2024. 12(9): p. 1975.
214. Curovic, I., The role of resistance exercise-induced local metabolic stress in mediating systemic health and functional adaptations: could condensed training volume unlock greater benefits beyond time efficiency? Front Physiol, 2025. 16: p. 1549609.
215. Garcia-Hermoso, A., et al., Exercise training-induced changes in exerkine concentrations may be relevant to the metabolic control of type 2 diabetes mellitus patients: A systematic review and meta-analysis of randomized controlled trials. J Sport Health Sci, 2023. 12(2): p. 147–157.

216. Johnston, A.P., M. De Lisio, and G. Parise, Resistance training, sarcopenia, and the mitochondrial theory of aging. Appl Physiol Nutr Metab, 2008. 33(1): p. 191–9.
217. Flensted-Jensen, M.W., et al., Resistance-based training improves mitochondrial capacity and redox balance in aging adults, independent of polyphenol supplementation. Redox Biology, 2026. 89: p. 103972.
218. St-Jean-Pelletier, F., et al., The impact of ageing, physical activity, and pre-frailty on skeletal muscle phenotype, mitochondrial content, and intramyocellular lipids in men. J Cachexia Sarcopenia Muscle, 2017. 8(2): p. 213–228.
219. Crosswell, A.D., et al., Deep rest: An integrative model of how contemplative practices combat stress and enhance the body's restorative capacity. Psychol Rev, 2024. 131(1): p. 247–270.
220. Esch, T., G.L. Fricchione, and G.B. Stefano, The therapeutic use of the relaxation response in stress-related diseases. Med Sci Monit, 2003. 9(2): p. RA23–34.
221. Esch, T., (Neuro)biologische Aspekte der Regeneration: Entspannung als Instrument der Stressregulation. Z. Arb. Wiss., 2011. 65: p. 125–135.
222. Wallace, R.K., H. Benson, and A.F. Wilson, A wakeful hypometabolic physiologic state. Am J Physiol, 1971. 221(3): p. 795–9.
223. Stefano, G.B., T. Esch, and R.M. Kream, Behaviorally-Mediated Entrainment of Whole-Body Metabolic Processes: Conservation and Evolutionary Development of Mitochondrial Respiratory Complexes. Med Sci Monit, 2019. 25: p. 9306–9309.
224. Stefano, G.B., T. Esch, and R.M. Kream, Augmentation of Whole-Body Metabolic Status by Mind-Body Training: Synchronous Integration of Tissue- and Organ-Specific Mitochondrial Function. Med Sci Monit Basic Res, 2019. 25: p. 8–14.
225. Bhasin, M.K., et al., Relaxation response induces temporal transcriptome changes in energy metabolism, insulin secretion and inflammatory pathways. PLoS One, 2013. 8(5): p. e62817.
226. Karrasch, S., et al., Randomized controlled trial investigating potential effects of relaxation on mitochondrial function in immune cells: A pilot experiment. Biol Psychol, 2023. 183: p. 108656.
227. Gnaiger, E., Mitochondrial respiratory function in living cells. BEC Preprints, 2025: p. 1–8.
228. Zaccaro, A., et al., How Breath-Control Can Change Your Life: A Systematic Review on Psycho-Physiological Correlates of Slow Breathing. Front Hum Neurosci, 2018. 12: p. 353.
229. Fincham, G.W., et al., Effect of breathwork on stress and mental health: A meta-analysis of randomised-controlled trials. Sci Rep, 2023. 13(1): p. 432.
230. Tornberg, D.C., et al., Nasal and oral contribution to inhaled and exhaled nitric oxide: a study in tracheotomized patients. Eur Respir J, 2002. 19(5): p. 859–64.
231. Sezer, I. and M.D. Sacchet, Advanced and long-term meditation and the autonomic nervous system: A review and synthesis. Neurosci Biobehav Rev, 2025. 173: p. 106141.
232. Basu-Ray, I., A Mechanistic Model for Yoga as a Preventive and Therapeutic Modality. Int J Yoga, 2021. 14(2): p. 152–157.
233. Gautam, S., et al., Yoga-Impact on Mitochondrial Health: Clinical Consequences. Ann Neurosci, 2021. 28(3-4): p. 114–116.
234. Kumari, D., et al., Unveiling Therapeutic Potential of Yoga Mitigating Oxidative Stress and Mitochondrial Dysfunction in PCOS: A Randomized Controlled Trial. Int J Yoga, 2025. 18(1): p. 45–57.

235. Toussaint, L., et al., Effectiveness of Progressive Muscle Relaxation, Deep Breathing, and Guided Imagery in Promoting Psychological and Physiological States of Relaxation. Evid Based Complement Alternat Med, 2021. 2021: p. 5924040.
236. Lopez-Ojeda, W. and R.A. Hurley, Cold-Water Immersion: Neurohormesis and Possible Implications for Clinical Neurosciences. J Neuropsychiatry Clin Neurosci, 2024. 36(3): p. A4–177.
237. Almahayni, O. and L. Hammond, Does the Wim Hof Method have a beneficial impact on physiological and psychological outcomes in healthy and non-healthy participants? A systematic review. PLoS One, 2024. 19(3): p. e0286933.
238. Boulares, A., H. Jdidi, and W. Douzi, Cold and longevity: Can cold exposure counteract aging? Life Sci, 2025. 364: p. 123431.
239. Behrendt, T.B., et al., Effects of Intermittent Hypoxia–Hyperoxia on Performance- and Health-Related Outcomes in Humans: A Systematic Review. Sprots Medicine, 2022. 8(70): p. 1–28.
240. Reddy, O.C. and Y.D. van der Werf, The Sleeping Brain: Harnessing the Power of the Glymphatic System through Lifestyle Choices. Brain Sci, 2020. 10(11): p. 868.
241. Ma, J., et al., Effects of sleep on the glymphatic functioning and multimodal human brain network affecting memory in older adults. Mol Psychiatry, 2025. 30(5): p. 1717–1729.
242. Keating, B.A., et al., Neurofluid circulation changes during a focused attention style of mindfulness meditation. Proc Natl Acad Sci U S A, 2025. 122(49): p. e2504961122.
243. Ullern, H., et al., Rest, Repair, Repeat: The Complex Relationship of Autophagy and Sleep. J Mol Biol, 2025. 437(18): p. 169227.
244. Mauri, S., et al., Mitochondrial autophagy in the sleeping brain. Front Cell Dev Biol, 2022. 10: p. 956394.

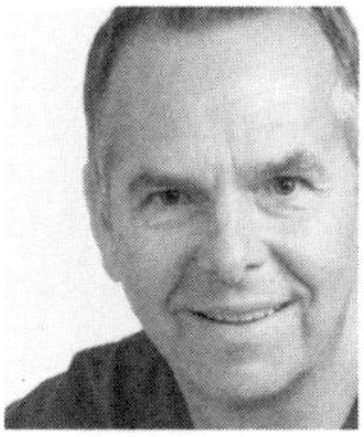

Dr. Stephan Barth
ist promovierter Mediziner und habilitierter Toxikologe. Als interdisziplinärer Lebenswissenschaftler arbeitet er seit über 25 Jahren an den Schnittstellen zwischen Zell- und Molekularbiologie, Physiologie, Ernährungsforschung sowie Agrar- und Pharmaforschung. Für den Experten für Lebensstil-basierte Prävention von Darmkrebs, Adipositas, Typ-2-Diabetes und Fettleber ist Gesundheit eine Systemleistung – vom Lebensstil bis in die Mitochondrien.

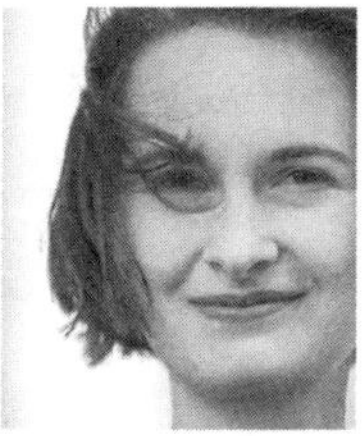

Lea Hümbs
ist Kommunikationsdesignerin mit dem Schwerpunkt Gameart und Wissensvermittlung. Sie zeichnet seit über fünf Jahren für die Sachcomicreihe „Hirncomic“ von Sarah-Lyn Weitnauer, für die sie 2025 gemeinsam den ICOM-Preis in der Kategorie „Herausragende digitale Comics“ erhielten. Um welches Gestaltungsthema es sich auch handelt: Um maßgeschneiderte visuelle Welten zum Leben zu erwecken, sind energiegeladene Mitochondrien essenziell!

Liebe Leserin, lieber Leser,

hat Ihnen unser Buch gefallen?
Dann freuen wir uns über Ihre Weiterempfehlung!
Und erzählen Sie davon. Ihren Freundinnen und Freunden, Ihrer Buchhändlerin oder Ihrem Buchhändler. Weil jede gute Geschichte davon lebt, weitergetragen zu werden.

/StyriaBuchverlage
#SuperpowerMitochondrien
#Zellkraftwerke
#Mito-Power
#Longevity

Wollen Sie weitere Informationen zu unserem Programm?
Möchten Sie mit dem Autor in Kontakt treten?
Wir freuen uns auf Austausch und Anregung unter
post@styriabooks.at

Inspiration, Geschenkideen und gute Geschichten finden Sie auf
www.styriabooks.at

STYRIA
BUCHVERLAGE

ISBN 978-3-7088-0890-1

Projektleitung: Inge Fasan
Lektorat: Inge Fasan, Else Rieger
Covergestaltung: ki 36 Editorial Design, Bettina Stickel
Illustrationen: Lea Hümbs
Herstellungsleitung: Franz Schaffer
Innenlayout und Satz: Peter Manfredini

Druck und Bindung: Florjancic Tisk d.o.o., Maribor
Printed in the EU
7 6 5 4 3 2 1